肝癌合并胆管癌栓诊治

Diagnosis and Treatment of
Hepatocellular Carcinoma with Bile Duct Tumor Thrombus

主编　严茂林　程树群

编者　（以姓氏汉语拼音为序）

白燕南　福州大学附属省立医院

陈进宏　复旦大学附属华山医院

程树群　海军军医大学第三附属医院

黄兢姚　福建医科大学附属协和医院

李倚南　福州大学附属省立医院

刘崇远　武夷山市立医院

石　洁　海军军医大学第三附属医院

孙居仙　海军军医大学第三附属医院

魏少明　福州大学附属省立医院

吴嘉艺　福州大学附属省立医院

吴俊艺　福州大学附属省立医院

吴松松　福州大学附属省立医院

严茂林　福州大学附属省立医院

曾永毅　福建医科大学孟超肝胆医院

曾振鑫　福州大学附属省立医院

张志波　福建医科大学附属第一医院

人民卫生出版社

·北 京·

图书在版编目（CIP）数据

肝癌合并胆管癌栓诊治 / 严茂林，程树群主编.
北京：人民卫生出版社，2024. 10. -- ISBN 978-7-117-36974-9

Ⅰ. R735. 7；R735. 8

中国国家版本馆 CIP 数据核字第 2024Q3M243 号

人卫智网	www.ipmph.com	医学教育、学术、考试、健康，购书智慧智能综合服务平台
人卫官网	www.pmph.com	人卫官方资讯发布平台

肝癌合并胆管癌栓诊治

Gan'ai Hebing Danguan Aishuan Zhenzhi

主　　编：严茂林　　程树群
出版发行：人民卫生出版社（中继线 010-59780011）
地　　址：北京市朝阳区潘家园南里 19 号
邮　　编：100021
E - mail：pmph @ pmph.com
购书热线：010-59787592　　010-59787584　　010-65264830
印　　刷：北京盛通印刷股份有限公司
经　　销：新华书店
开　　本：787 × 1092　1/16　　印张：6
字　　数：146 千字
版　　次：2024 年 10 月第 1 版
印　　次：2024 年 11 月第 1 次印刷
标准书号：ISBN 978-7-117-36974-9
定　　价：98.00 元
打击盗版举报电话：**010-59787491**　E-mail：**WQ @ pmph.com**
质量问题联系电话：**010-59787234**　E-mail：**zhiliang @ pmph.com**
数字融合服务电话：**4001118166**　E-mail：**zengzhi @ pmph.com**

主编简介

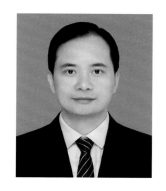

严茂林，医学博士、主任医师、福建医科大学博士研究生导师。现任福州大学附属省立医院肝胆胰外科行政副主任。兼任中国医疗保健国际交流促进会肝胆疾病学分会常委、福建省中西医结合学会肝胆胰外科学组组长、福建省药理学会肿瘤药理专业委员会副主任委员、福建省医疗器械行业协会创新成果转化专业委员会副主任委员、中国医师协会外科医师分会手术质量控制与评价专家工作组专家委员等。

长期致力于肝胆胰疾病的外科临床与基础研究。在肝胆胰疾病微创治疗方面有较高造诣，2013年获得"福建省普通外科中青年医师手术视频比赛"一等奖，2015年主刀视频《腹腔镜右半肝切除术》获得"美刀手术视频大赛"全国总决赛第二名，2021年主刀视频《腹腔镜肝S8段切除》获中国医师协会肝癌专业委员会"第一届肝脏手术视频大赛"二等奖。主编《肝癌伴下腔静脉癌栓治疗》，共同执笔《中国肝细胞癌合并胆管癌栓诊治指南（2024版）》。同时，在中晚期肝癌的外科手术及转化治疗领域具有较为丰富的临床经验，开展了一系列经导管肝动脉化疗栓塞、仑伐替尼联合PD1在肝癌新辅助治疗及转化治疗中应用的临床研究。在 *Liver Cancer* 等期刊发表SCI收录的论文40余篇。

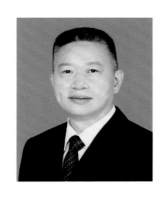

程树群，主任医师，教授，博士研究生导师，教育部长江学者特聘教授，国家"百千万人才工程"有突出贡献中青年专家，科技部国家重点研发计划重点专项首席科学家，第五届"人民名医·卓越建树"荣誉称号获得者。军队高层次科技创新人才，上海市医学领军人才。国家杰出青年科学基金、国务院政府特殊津贴获得者。现任海军军医大学第三附属医院临床研究院副院长、肝外六科主任，上海市肝胆肿瘤临床研究中心主任，中国医师协会肝癌专业委员会主任委员等。

长期从事肝肿瘤外科及肝癌转移的转化医学研究，每年主刀肝癌切除手术 400 余例，并长期专注于肝癌合并门静脉癌栓诊治的临床与基础研究，创立了肝癌合并门静脉癌栓治疗的新技术和决策新体系，建立"癌栓学"理论。在临床上提出的肝癌门静脉癌栓分型被国际外科界称为"程氏分型"，有助于指导肝癌门静脉癌栓的科学规范治疗；提出门静脉癌栓术前放疗再降期切除并应用 3D 数字成像指导手术明显延长了门静脉癌栓患者的生存时间；提出肝癌患者早期应用抗病毒药物及 PD1 治疗可明显降低肝癌术后复发、提高总生存率；对中晚期肝癌伴远处转移患者实施创新的维 A 酸联合化疗，患者生存期明显延长；首次建立的能模拟人门静脉癌栓发生的两株细胞系（CSQT-1、CSQT-2）和动物模型为门静脉癌栓基础研究提供了工具，并在门静脉癌栓发生发展机制研究方面发现了多个分子靶标和重要信号通路。作为第一或通信作者在 *Nature Medicine*、*Nature Cancer*、*Journal of Clinical Oncology*、*Gastroenterology*、*Hepatology*、*Journal of Hepatology*、*Clinical Cancer Research* 等期刊发表论文 200 多篇。主编《肝癌门静脉癌栓治疗》《癌栓学》等专著共 10 部。授权发明专利 30 多项。牵头制定《中国肝细胞癌合并门静脉癌栓诊疗指南》《肝细胞癌免疫治疗中国专家共识（2021 版）》等共计 16 部指南或专家共识。先后牵头负责科技部国家重点研发计划、"十二五"国家科技肝炎肝癌重大专项、国家重点基础研究发展计划（973 计划）项目、国家杰出青年科学基金、国家自然科学基金重点项目等国家级项目 40 余项。以第一完成人获"上海市科技进步奖"一等奖 1 项，"上海市科技进步奖"二等奖 1 项，"上海市医学科技奖"二等奖 1 项。

肝癌合并胆管癌栓发病率较低，无论是临床医生还是影像科医生对其影像学诊断认识不足，容易漏诊、误诊，严重时导致患者错失手术机会。肝癌合并胆管癌栓手术方式也存在争议，争议的关键为是否切除肝外胆管和解剖性肝切除。靶向免疫药物的出现，改变了不可切除中晚期肝癌的治疗格局，也将极大改善肝癌合并胆管癌栓患者预后。

本书是福州大学附属省立医院和海军军医大学第三附属医院等单位关于肝癌合并胆管癌栓诊治经验的总结。此前，两位主编分别主编了《肝癌门静脉癌栓治疗》和《肝癌伴下腔静脉癌栓治疗》，此次合作主编《肝癌合并胆管癌栓诊治》可谓是珠联璧合，是对肝癌合并管道癌栓诊治的有益补充。肝癌合并胆管癌栓诊断与治疗还存在诸多问题，本书针对这些问题做了非常有益的探索。肝癌合并胆管癌栓诊断主要依靠影像学，本书对不同分型胆管癌栓影像学诊断做了非常详细的描述，让读者一目了然，记忆深刻；手术治疗仍然是肝癌合并胆管癌栓患者获得长期生存的重要手段，书中通过翔实的手术图片详细阐述了不同分型的胆管癌栓手术方式，特别强调了解剖性肝切除和胆总管探查的重要性。书中还通过影像学图片展示了胆管癌栓经导管肝动脉化疗栓塞、经导管肝动脉灌注化疗、内支架及放射性 ^{125}I 粒子植入等治疗方法。同时结合国内外最新研究进展，强调了系统治疗及术后辅助治疗在肝癌合并胆管癌栓中的作用。

衷心祝贺《肝癌合并胆管癌栓诊治》的出版，特将本书推荐给从事肝癌诊治的医务工作者。我相信本书的出版，对推动我国肝癌合并胆管癌栓诊治水平的提高具有重要意义。

2024 年 8 月

现代医学的进步与发展离不开临床医生的不懈努力和辛勤付出,《肝癌合并胆管癌栓诊治》这本专著正是对于肝癌领域的一次深入探索。我很荣幸地为这本专著撰写序言,并推荐给大家。

肝癌合并胆管癌栓发病率相对较低,容易漏诊及误诊。这本专著从专业性、系统性的视角,深入探讨了肝癌合并胆管癌栓诊治领域的焦点问题,如胆管癌栓的形成机制、临床表现、影像学诊断、手术治疗、围手术期管理、非手术治疗等关键问题。该专著利用翔实的影像学图片及示意图,解释了每种类型胆管癌栓的影像学特点,有助于影像科室及临床科室医生提高肝癌合并胆管癌栓的诊断水平;介绍了一种肝外胆管癌栓取栓的较好方法——q 形胆总管切开取栓,该方法符合无瘤原则;利用手术图片详细阐述了不同胆管癌栓类型的手术方法,特别强调术中胆道镜的应用,以减少胆管癌栓的残留;通过展示大量介入治疗胆管癌栓的图片,强调了介入治疗在胆管癌栓中的重要性;同时,也强调胆管癌栓转化治疗可能是治疗不可切除肝癌合并胆管癌栓的新方向。本书内容翔实、与时俱进,为临床医生提供了宝贵的经验和丰富的知识,有助于提高我国肝癌合并胆管癌栓诊治水平。

最后,再次祝贺《肝癌合并胆管癌栓诊治》的出版,希望广大读者在阅读这本专著的过程中,能够汲取丰富的知识,不断提高自身的专业素养,更好地为肝癌合并胆管癌栓患者服务。

郑树森

2024 年 8 月

　　肝细胞癌（以下简称肝癌）是一种高发病率、高死亡率的恶性肿瘤，是全球第六大常见恶性肿瘤及第三大肿瘤致死病因。2022年中国肝癌新发病例约36.7万，死亡病例约31.6万，分别占全球肝癌发病和死亡总数的42.5%和41.7%。肝癌常侵犯门静脉形成门静脉癌栓，但侵犯胆管形成胆管癌栓较少，发生率为0.5%～12.9%。据此推断，我国每年肝癌合并胆管癌栓的新发病例约为2 000～50 000人，然而实际病例远不止于此。临床上我们经常遇到肝癌伴胆管癌栓漏诊的患者，甚至有些患者被误诊为晚期肝癌从而错失手术机会，或未采取合适的手术方式，导致术后肿瘤残留，严重影响了患者预后。

　　目前，国际上对肝癌合并胆管癌栓的诊断与治疗研究较少且未达成共识。无论是国外分期如巴塞罗那临床肝癌分期及美国癌症联合委员会肝癌分期，还是我国《原发性肝癌诊疗指南（2024年版）》中均未阐述肝癌合并胆管癌栓的诊断及治疗策略。但肝癌合并胆管癌栓有其自身的临床病理特征，有不同于肝癌的诊治方法。我们开展了肝癌合并胆管癌栓的全国多中心回顾性临床研究，针对肝癌合并胆管癌栓的诊治做了初步探讨，具体包括：①我们提出将肝癌合并胆管癌栓分为肝内型和肝外型，这是唯一同时兼顾胆管癌栓范围及胆红素水平的临床分型；②鉴于肝癌合并胆管癌栓容易误诊，我们强调了肝脏占位性病变及癌栓梗阻平面以上胆管扩张是其主要影像学特征；③我们首次提出q形胆总管切开取栓方法，该方法既能完整取出癌栓，又符合无瘤操作原则；④解剖性肝切除是治疗肝癌伴胆管癌栓的首选治疗方式，尤其是肿瘤直径小于5cm，其预后明显好于非解剖性肝切除患者；⑤胆管癌栓影响TNM分期Ⅰ期和Ⅱ期患者的预后，因此我们提出对于此类患者，应该考虑胆管癌栓对预后的影响；⑥除此之外，我们还强调术后辅助治疗的重要性，特别是术后辅助经肝动脉化疗栓塞治疗有助于改善肝癌合并胆管癌栓患者的预后；⑦基于国内外本领域研究获得的循证医学证据，中国医师协会肝癌专业委员会制定了国内外首部《肝癌合并胆管癌栓多学科诊治专家共识（2020版）》。本书是对上述研究结果的梳理与总结。

　　《肝癌合并胆管癌栓诊治》一书总共包括10章，主要针对肝癌合并胆管癌栓的诊断、分型、临床表现、手术治疗、局部治疗、系统治疗、术后辅助治疗等作了详细阐述。本书适合从事肝癌临床研究的肝胆外科、影像科、介入科、消化内科、肿瘤内科、放疗科等科室的专科医生及相关专业研究生参阅。希望借此提高临床医生对肝癌合并胆管癌栓的诊断与治疗水平，减少误诊、误治，是我们编写此书的初衷。

感谢严律南教授和郑树森院士百忙之中为本书作序！感谢福州大学附属省立医院林春锦医生为本书精心绘图！感谢家人的支持与帮助！

由于编者水平有限，错误与不足之处在所难免，恳请各位专家学者批评指正！

2024 年 8 月

目 录

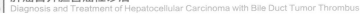

第一章

<<<<<<

胆道系统

第一节 胆道系统的形态结构

胆道系统由肝内胆道和肝外胆道两大部分组成。肝内胆道位于肝脏组织内,肝脏分泌的胆汁沿着毛细胆管、小叶间胆管、肝段胆管、肝叶胆管逐步汇合,最终通过左右肝管汇成肝总管在肝门部流出肝脏,整体形态类似树冠。肝外胆道的肝总管与胆囊管汇合为胆总管,胆总管远端与胰管合流,开口于十二指肠乳头。肝总管长 3~4cm,管内直径 0.4~0.6cm;胆总管长 7~8cm,管内直径 0.6~0.8cm,包括十二指肠上段、十二指肠后段、胰腺段、十二指肠壁内段。胆囊呈梨形,囊腔容积 40~60ml,长 6~8cm,通过胆囊管与肝总管、胆总管相连。

第二节 胆道系统的解剖

一、肝内胆管

肝内胆管起自毛细胆管,汇集成小叶间胆管、肝段、肝叶胆管及左右肝管。肝内胆管分支与门静脉、肝动脉的分支走行基本一致,三者均被包绕在结缔组织鞘内[格利森(Glisson)鞘],可分为一级分支(左、右肝管)、二级分支(左内叶、左外叶、右前叶及右后叶肝管)及三级分支(各段肝管)等(图 1-1)。

左肝管细长,长约 2.5~4cm;右肝管短粗,长约 1~3cm。肝门处,一般是左、右肝管在前,肝左、右动脉居中,门静脉左、右主干在后。左右肝管的汇合点位置最高,门静脉左、右支的分叉处稍低,肝左、右动脉的分叉点最低。

根据右后叶胆管和门静脉右支的关系,右后叶胆管汇合方式可分为三型:①门静脉上型,又称"北绕型",占 83%,右后叶胆管绕行于门静脉右支上方(图 1-2A~C);②门静脉下型,又称"南绕型",占 12%,右后叶胆管行走于门静脉右支下方(图 1-2D、E);③混合型,右后叶胆管分为两支,即 B6 和 B7,分别沿门静脉右支下方和从上方绕过门静脉右支走行,引流 S6 和 S7(图 1-2F、G)。

对于左肝胆道系统的汇合方式,首先,须确认是否存在独立的左肝管,这是由于存在左内叶和左外叶胆管分别汇入肝总管的情况。其次,当独立的左肝管存在时,根据左外叶下段胆管(B3)和门静脉矢状部的头尾侧邻关系,可以大致分为三型:①门静脉上型,B3 走行于门静脉矢状部头侧;②门静脉下型,B3 走行于门静脉矢状部尾侧;③混合型,B3 分为两支，即 B3a 和 B3b，分别从头侧和尾侧绕过门静脉矢状部（图 1-3A～D）。当独立的左肝管不存在时，B2＋3 与 B4 分别汇入右肝管（图 1-3E）。

尾状叶胆管常见为左右 2 支，通常 Spiegel 叶中有 2～3 支胆管的分支最终汇入左肝管中。尾状突胆管通常引流至右后区胆管，并且同时存在有较多的交叉汇流现象。腔静脉旁部则一般有 2～3 支胆管的分支汇入右后区胆管，但偶尔也有部分细小胆管分支汇入左肝管，特别是靠近中肝静脉的胆管分支可汇入左肝管。

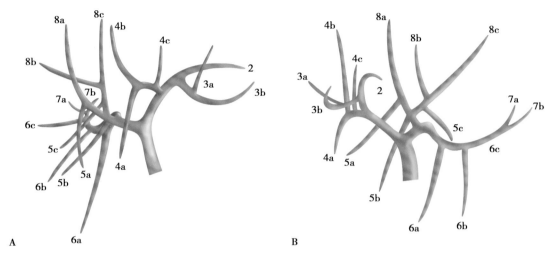

2. 左外侧后支；3a. 左外侧前上支；3b. 左外侧前下支；4a. 左内侧下支；4b. 左内侧上支；4c. 左内侧背侧支；5a. 右前下腹侧支；5b. 右前下背侧支；5c. 右前下外侧支；6a. 右后下腹侧支；6b. 右后下背侧支；6c. 右后下外侧支；7a. 右后上腹侧支；7b. 右后上背侧支；8a. 右前上腹侧支；8b. 右前上外侧支；8c. 右前上背侧支。

图 1-1　主要肝内胆管位置关系
A. 正面图；B. 右侧卧位图。

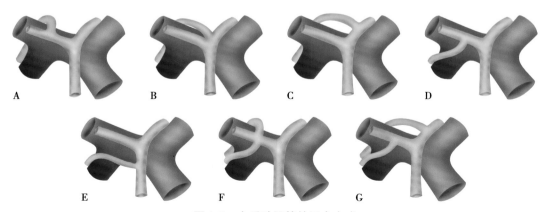

图 1-2　右后叶胆管的汇合方式
门静脉上型：A. 右后叶胆管与右前叶胆管汇合；B. 右后叶胆管汇入左右肝管汇合部；C. 右后叶胆管汇入左肝管；门静脉下型：D. 右后叶胆管与右前叶胆管汇合；E. 右后叶胆管汇入肝总管；混合型：F、G. 右后叶胆管分两支，一支南绕型，一支北绕型。

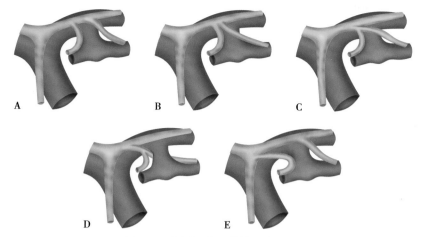

图 1-3　左侧肝内胆管的汇合方式

左肝管存在时（98%）：A. B2＋3 再与 B4 汇合（78%）；B. B2、B3 与 B4 单独同时汇合（4%）；C. B3＋4 再与 B2 汇合（16%）；D. B3 南绕后与 B4 汇合后再与 B2 汇合（2%）；左肝管不存在时（2%）：E. B2＋3 与 B4 分别汇入右肝管（2%）。

二、肝外胆管

（一）肝总管

由左、右肝管在肝门部汇合而成，长约 3～4cm，直径约为 0.4～0.6cm，其下端与胆囊管汇合形成胆总管。值得注意的是，部分患者可能有副肝管，而部分患者可无肝总管。肝右动脉或胆囊动脉有时会在肝总管前方越过，胆道手术时应注意解剖变异。

（二）胆总管

由肝总管与胆囊管汇合而成，长约 7～9cm，直径 0.4～0.8cm。胆总管可分为四段：①十二指肠上段，胆总管起始部至十二指肠上部上缘，是临床上胆总管探查、引流的常用部位；②十二指肠后段，位于十二指肠上部的后面，走行于下腔静脉前方，门静脉和胃十二指肠动脉的右侧；③胰腺段，上部多从胰头后方经过，下部位于胆总管沟内；④十二指肠壁内段，斜行进入十二指肠降部中段肠管后内侧壁，与主胰管汇合膨大，形成肝胰壶腹，亦称法特（Vater）壶腹。壶腹周围有括约肌[称奥狄（Oddi）括约肌]，末端通常开口于十二指肠乳头。Oddi 括约肌由胆管括约肌、胰管括约肌和壶腹括约肌组成，它能控制和调节胆总管和胰管的排放，以及防止十二指肠内容物反流（图 1-4）。需要强调的是，肝外胆管的长短因人而异，胆总管的长度取决于胆囊管汇入肝总管部位的高低。

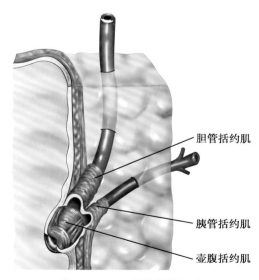

图 1-4　Oddi 括约肌的组成

Oddi 括约肌由胆管括约肌、胰管括约肌和壶腹括约肌组成。

胆管括约肌

胰管括约肌

壶腹括约肌

（三）胆囊

位于肝脏胆囊窝内，呈梨形，长 6～8cm，宽 3～5cm，容积 40～60ml；分为底、体、颈三部。底部为盲端，向左上方延伸为体部，体部向前上弯曲变窄形成胆囊颈，三者之间无明显界线。颈部呈囊性扩大，称 Hartmann 袋（哈特曼囊），胆囊结石常滞留于此处。

胆囊的变异包括数量与形态的异常，如浆膜下型折叠胆囊（倒圆锥形帽）、浆膜型折叠胆囊、葫芦形胆囊、哈特曼胆囊、胆囊颈部的胆囊管移行部呈囊状扩张、重复胆囊、双叶胆囊、多发隔膜胆囊、胆囊憩室和胆囊缺如等。位置的异常包括左侧胆囊、横位胆囊、游走胆囊和肝内胆囊。

（四）胆囊管

由胆囊颈延伸而成，长 2～3cm，直径 0.2～0.4cm。胆囊起始部内壁黏膜形成螺旋状皱襞，称 Heister 瓣。Calot 将胆囊管、肝总管、肝下缘所构成的三角区称为胆囊三角（Calot 三角）。胆囊动脉、肝右动脉、副右肝管常在此区穿过，胆道手术时应特别注意。胆囊淋巴结位于胆囊管与肝总管相汇处夹角的上方，可作为手术寻找胆囊动脉和胆管的重要标志。部分胆囊管的汇合方式包括：胆囊管汇入肝总管、胆囊管汇入右肝管、胆囊管汇入右副肝管、低位汇入肝总管、高位汇入肝总管及胆囊管汇入其他副肝管。

（五）副肝管

1. 副肝管的定义　也称"变异胆管"或者"迷走胆管"，它们能够引流肝脏某区域胆汁并汇入肝外胆道，包括肝总管、胆总管或胆囊管。对于不直接引流肝内胆汁，而仅在胆管间构成通路或回路的副肝管，则称为交通性副肝管，其走行和交通也极为复杂。

2. 副肝管的形态学分型　Goor 分型和 Couinaud 分型是国际上常用的副肝管形态学分型。1980 年通过尸体解剖，我国的章中春、蔡德亨等解剖学专家也归纳出了我国人群中副肝管的 7 分型法。由于其分析了副肝管与相应胆道的汇合方式，以及与肝动脉、胆囊动脉的毗邻关系，因此该分型法较国外的两种分型法更为实用，具体见表 1-1。

表 1-1　副肝管分型

	分型	副肝管来源	副肝管注入部位
单副肝管	Ⅰa	右副肝管	右肝管
	Ⅰb	左副肝管	左肝管
	Ⅱ	副肝管	左右肝管汇合部到肝总管
	Ⅲa	右副肝管	肝总管
	Ⅲb	左副肝管	肝总管
	Ⅳ	右副肝管	胆囊管
	Ⅴ	副肝管	与胆囊管肝总管汇入胆总管
	Ⅵ	副肝管	胆总管
双副肝管	Ⅶa	左、右副肝管	均汇入肝总管
	Ⅶb	左、右副肝管	分别汇入左、右肝管
	Ⅶc	双右副肝管	分别汇入右肝管、肝总管
	Ⅶd	双右副肝管	均汇入胆囊管

三、胆管变异

胆管变异大体上可分为肝内胆管变异、胆囊管变异及肝外胆管变异等。肝内胆管走行的分型：Ⅰ型，为正常肝内胆管走行，可占 65% 以上；Ⅱ型，右前后肝管与左肝管汇合，可占 10%；Ⅲ型，根据右后肝管汇入位置分为 3 型，约占 20%，Ⅲa 型为右后肝管汇入左肝管，Ⅲb 型为右后肝管汇入肝总管，Ⅲc 型为右后肝管汇入胆囊管；Ⅳ型，右肝管汇入胆囊管；Ⅴ型，为副肝管的存在；Ⅵ型，为 2、3 段分级肝管汇入右肝管或肝总管；Ⅶ型，为其他较为复杂的类型。

第三节 胆道系统的组织结构

肝外胆管包括黏膜层、肌层和外膜。黏膜层由单层柱状上皮构成，肌层含平滑肌和弹力纤维，外膜为疏松结缔组织，含神经纤维和血管分支。从肝内胆管到肝外胆管，肌细胞逐渐增多，于胆总管下端形成具有收缩功能的肌层，在受刺激时肌纤维可痉挛性收缩引起绞痛。

胆囊内面由高柱状细胞组成的黏膜层覆盖，拥有众多黏膜皱襞，能增强浓缩胆汁的能力；固有层为薄层结缔组织，有较丰富的血管、淋巴管和弹性纤维。肌层较薄，内层呈纵行，外层呈环行。外膜为疏松结缔组织，表面大部分由浆膜覆盖。

第四节 胆道系统的血管、淋巴和神经组织

胆道系统的血液供应主要来自胃十二指肠动脉、肝总动脉和肝右动脉，其分支在胆管壁周围相互吻合成丛状。胆囊静脉和肝外胆道静脉直接汇入门静脉。胆囊淋巴结和肝淋巴结收集胆囊的淋巴引流，并与肝组织内的淋巴管有交通；而肝总管和胆总管后方的淋巴结则收集肝外胆管的淋巴引流。胆道系统的神经纤维主要来自腹腔丛发出的迷走神经和交感神经。术中过度牵拉胆囊易激惹迷走神经，可诱发胆心反射；严重者可产生胆心综合征，甚至发生心搏骤停，手术过程中须高度重视。

（曾永毅）

参 考 文 献

[1] 黄洁，李建伟，张彤. 肝尾状叶的再认识和相关问题探讨 [J]. 中华消化外科杂志，2023，22（1）：160-166.

[2] 郑亚民，于志浩. 胆道系统临床应用解剖与外科手术技术 [J]. 中华外科杂志，2020，58（4）：317-320.

[3] ABOU-KHALIL J E, BERTENS K A. Embryology, anatomy, and imaging of the biliary tree [J]. Surg Clin N Am, 2019, 99（2）：163-174.

[4] DEKA P, ISLAM M, JINDAL D, et al. An analysis of biliary anatomy according to different classification systems [J]. Indian J Gastroenterol, 2013, 33（1）：23-30.

[5] KEPLINGER K M, BLOOMSTON M. Anatomy and embryology of the biliary tract [J]. Surg Clin N Am, 2014, 94（2）：203-217.

[6] 日本肝胆胰外科学会高度技能专门医制度委员会. 肝胆胰高难度外科手术 [M]. 2 版. 东京：医学书院株式会社，2018：18-26.

第二章

肝癌合并胆管癌栓的形成

肝癌合并胆管癌栓较少见,发生率在0.5%~12.9%。1947年由Mallory等人首次描述,1975年Lin等人将肝癌合并胆管癌栓命名为"黄疸型肝癌",临床上常被误诊为晚期肝癌。

第一节 肝癌合并胆管癌栓的形成机制

肝癌合并胆管癌栓的形成机制尚未定论,可能有以下几种途径:①肝癌组织直接侵犯或者破入胆管形成胆管癌栓(图2-1~图2-4)。这是目前较为公认的形成机制。胆管癌栓向肝外胆管延伸,呈膨胀性生长,很少侵犯胆管。但随着时间的延长,胆管癌栓可侵犯胆管壁,特别是在肝内胆管,癌栓不容易剥离。②门静脉癌栓侵犯胆管。③肝癌组织通过胆管周围淋巴管或神经鞘间隙侵犯胆管。④肝癌组织侵犯胆管壁滋养血管。⑤有学者提出Hering管的肝脏干细胞/前体细胞可能促进胆管癌栓的形成。他们发现合并胆管癌栓的肝癌患者癌组织中干细胞标志物CD133、CD90、上皮细胞黏附分子(epithelial cell adhesion molecule,EpCAM)、CK19、血管内皮生长因子(vascular endothelial growth factor,VEGF)和C-kit等的表达水平明显高于不合并胆管癌栓的肝癌患者。

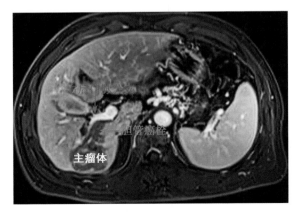

图 2-1　肝脏 MRI 平扫 + 增强扫描静脉期
肿瘤位于右肝后叶,右后门脉分支受压,未见腔内充盈缺损影,右后肝管内有软组织充填,与主病灶相连。

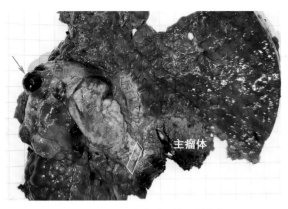

图 2-2 同一患者术后切除样本

肿瘤切面证实术前影像学表现，主病灶呈射频消融后改变，右后门脉分支内无癌栓，胆管癌栓根部与主病灶相连，连接处胆管壁几乎不可见，胆管癌栓头部（绿色箭头）进入右肝管开口处，肉眼可见胆管癌栓大部分活组织（矩形方框显示病理取材方向）。

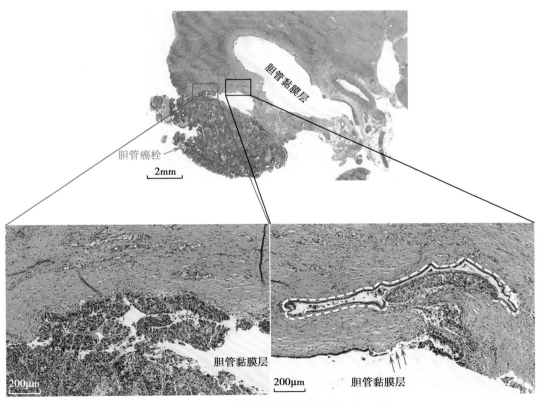

图 2-3 肝癌侵袭胆管壁过程①（HE 染色，×10）

部分管壁见肿瘤浸润，黏膜层柱状上皮连续性中断、缺失（红色箭头）；局灶区域可见癌栓浸润破坏胆管壁全层，突入胆管腔内，癌栓表面可见萎缩的胆管上皮（黑框放大图，红色虚线）。

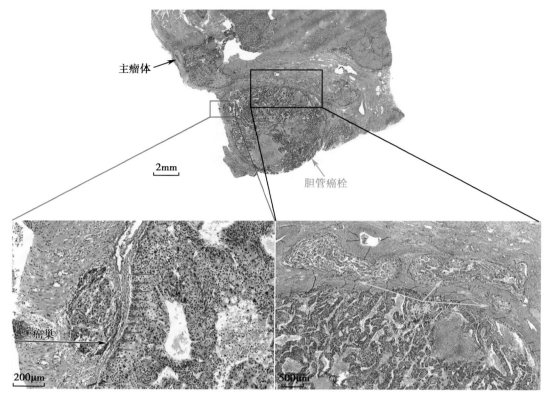

图 2-4　肝癌侵袭胆管壁过程②（HE 染色，左下图 × 10，右下图 × 4）

癌组织呈侵袭性生长，浸润破坏胆管壁，壁内可见散在癌巢，胆管黏膜柱状上皮消失（红色箭头），根据主病灶位置，似乎可判断肝癌侵袭胆管壁的方向（黑色箭头）；右下图则显示多个癌巢聚集分布在受侵犯的胆管壁内（黄色箭头）。

合并胆管癌栓的肝癌多具有以下几个特点：①肿瘤多呈弥漫性或侵袭性生长；②分化程度为中度或低度；③无包膜或仅有部分包膜；④侵袭性强；⑤常合并门静脉癌栓。这些特点更容易导致胆管癌栓形成。

第二节　肝癌合并胆管癌栓的病理生理

肝癌合并胆管癌栓形成后，可沿肝内胆管向肝外胆管延伸，导致梗阻以上胆管扩张。癌栓延伸至一级胆管，不会引起梗阻性黄疸；只有延伸至肝外胆管并导致其梗阻时，才会出现梗阻性黄疸。继发感染时，可表现为急性胆管炎。胆管癌栓也可表现为胆道出血，可能原因为胆管癌栓与原发病灶脱落或者肝癌破入胆管，导致胆道出血。极少数病例仅表现为胆管癌栓，未发现原发病灶。

胆管癌栓可分为肉眼癌栓和镜下癌栓，前者是指肝外胆管、一级胆管、二级胆管内的癌栓，后者是指三级胆管及以远胆管内的癌栓。肉眼胆管癌栓为息肉状肿物，表面光滑，可被胆汁黄染（图 2-5）或尖端被覆血凝块；少部分癌栓发生坏死或脱落，游离于肝外胆管中。镜下胆管癌栓有两种病理类型：第一种主要由癌细胞组成，固定后呈黄灰色；另一种类型称为"癌性血栓"，由胆管壁侵袭性出血引起的血凝块和癌细胞组成。

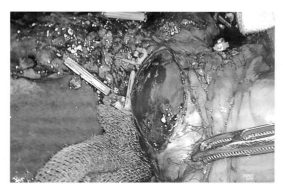

图 2-5　切开胆总管（蓝色箭头），可见胆管癌栓表面被胆汁黄染（绿色箭头）

（白燕南）

参 考 文 献

[1] LAI E C，LAU W Y. Hepatocellular carcinoma presenting with obstructive jaundice [J]. ANZ J Surg，2006，76（7）：631-636.

[2] MENG K W，DONG M，ZHANG W G，et al. Clinical characteristics and surgical prognosis of hepatocellular carcinoma with bile duct invasion [J]. Gastroenterol Res Pract，2014，2014：604971.

[3] QIN L X，MA Z C，WU Z Q，et al. Diagnosis and surgical treatments of hepatocellular carcinoma with tumor thrombosis in bile duct：experience of 34 patients [J]. World J Gastroenterol，2004，10（10）：1397-1401.

[4] ZENG H，XU L B，WEN J M，et al. Hepatocellular carcinoma with bile duct tumor thrombus：a clinicopathological analysis of factors predictive of recurrence and outcome after surgery [J]. Medicine（Baltimore），2015，94（1）：e364.

[5] LIN T Y，CHEN K M，CHEN Y R，et al. Icteric type hepatoma [J]. Med Chir Dig，1975，4（5/6）：267-270.

[6] SHIOMI M，KAMIYA J，NAGINO M，et al. Hepatocellular carcinoma with biliary tumor thrombi：aggressive operative approach after appropriate preoperative management [J]. Surgery，2001，129（6）：692-698.

[7] PANG Y B，ZHONG J H，LUO X L，et al. Clinicopathological characteristics and liver stem cell marker expression in hepatocellular carcinoma involving bile duct tumor thrombi [J]. Tumour Biol，2016，37（5）：5879-5884.

[8] ZHOU D，HU G F，GAO W C，et al. Hepatocellular carcinoma with tumor thrombus in bile duct：A proposal of new classification according to resectability of primary lesion [J]. World J Gastroenterol，2020，26（44）：7005-7021.

第三章

‹‹‹‹‹‹‹

肝癌合并胆管癌栓的诊断

肝癌合并胆管癌栓临床诊断主要依靠影像学检查,确诊主要依据病理学检查。肝癌合并胆管癌栓发生率较低,约为 0.5%～12.9%,也无特异性临床表现,并且影像学检查不容易被诊断,从而容易导致漏诊、误诊,延误手术时机,甚至采用不合适的手术方式。随着影像学技术的发展和医生对其认识的加深,肝癌合并胆管癌栓的诊断准确率获得了明显提高,减少了误诊、误治,有效延长了患者生存时间,改善了患者生活质量。

第一节 肝癌合并胆管癌栓的临床表现

一、肝癌的临床表现

肝癌起病隐匿,可以无症状。即使有症状,也是非特异性的,如全身乏力、食欲减退、腹胀、腹泻、消瘦等。肝区疼痛多表现为闷痛或胀痛,肝癌破裂出血时可表现为剧烈腹痛,肝癌累及膈肌时可出现肩部放射痛。肝癌常合并肝硬化,可表现为肝掌、蜘蛛痣、脾大等;肝大是中晚期肝癌最常见的体征。可发生伴癌综合征,如低血糖、高钙血症、血小板增多症、红细胞增多症等。肝外转移者可出现转移症状:骨转移可表现为局部疼痛,甚至骨折;脑转移可出现头痛、恶心、呕吐,甚至失明等;肺转移可出现咳嗽、咯血等。终末期可有黄疸、腹水、肝性昏迷,甚至上消化道出血等表现。

二、胆管癌栓的临床表现

胆管癌栓的临床表现主要取决于胆管癌栓有无导致肝外胆管梗阻。肝内型胆管癌栓一般不合并梗阻性黄疸。肝外型胆管癌栓可导致肝外胆管梗阻,约 1%～13% 的患者可出现梗阻性黄疸,表现为腹痛、巩膜黄染、尿黄、全身皮肤黄染和皮肤瘙痒。合并胆道感染时,可出现腹痛和发热。癌栓脱落时,可表现为腹痛,少部分患者甚至胆道出血。极少有胆管癌栓可以引起急性胰腺炎。

综上所述,肝癌合并胆管癌栓可以无症状,即使有症状也是非特异性的,容易导致漏诊、误诊和误治。

第二节　肝癌合并胆管癌栓的实验室检查

一、甲胎蛋白

甲胎蛋白（alpha-fetoprotein，AFP）全称甲种胎儿球蛋白，是一种糖蛋白，属于白蛋白家族的一员。AFP 在胎儿血液循环中具有较高的浓度，出生后则下降，至出生后 2~3 个月基本被白蛋白替代，在血液中较难检出，故在成人血清中含量极低。AFP 是目前诊断原发性肝癌最常用的肿瘤标志物，也可以作为肝癌疗效监测的指标。AFP 诊断肝癌的灵敏度为60%~80%，特异度为 70%~90%。

二、甲胎蛋白异质体

甲胎蛋白异质体是由糖链结构不同的 AFP 衍生而来。根据 AFP 与小扁豆凝集素（lens culinaris agglutinin，LCA）亲和力的不同，将 AFP 分 3 种亚型：AFP-L1、AFP-L2 和 AFP-L3，以 AFP-L3 为主。AFP-L1 主要见于正常或良性肝病；AFP-L2 主要由卵黄囊产生，多见于孕妇；AFP-L3 主要是由肝癌细胞产生。当肝细胞发生癌变时，部分 AFP 的糖链结构发生变化（岩藻糖基化），发生岩藻糖基化的 AFP 与 LCA 亲和性较高，通常被称为甲胎蛋白异质体。AFP-L3 与肿瘤组织的大小、分化、恶性程度密切相关，特异度高于 AFP，对于肿瘤定性诊断、治疗、预后及评价肝癌药物的疗效都具有非常重要的意义。当患者 AFP＞50ng/ml 且AFP-L3 占 20% 以上时，可有效鉴别肝癌与肝炎或肝硬化。

三、异常凝血酶原

异常凝血酶原（des-γ-carboxy prothrombin，DCP），又叫维生素 K 缺乏或拮抗剂-Ⅱ诱导的蛋白质（protein induced by vitamin K absence or antagonist Ⅱ，PIVKA-Ⅱ），是凝血酶原的一种异常形式。DCP 升高主要见于维生素 K 缺乏、使用一些抗血栓治疗药物（如华法林等）及肝癌患者。

AFP 与 DCP 两指标相对独立，互为补充。在肝癌早期筛查中，DCP 比 AFP 更灵敏，将DCP 与 AFP 结合使用可将灵敏度、符合率和阴性预测值分别提高至 67%、90% 和 85%，并保持 100% 的特异度。此外，DCP 血清半衰期约 40~72 小时，比 AFP 短 3~5 天，术后体内DCP 含量降低速度较 AFP 快，能更及时反映肝癌治疗的疗效。在肝癌复发时体内 DCP 含量升高较 AFP 快，其对于肝癌术后复发的预测价值显著高于 AFP。

四、肝功能

肝癌合并胆管癌栓可导致胆管不同程度梗阻。肝内型胆管癌栓患者，可不伴有黄疸，但可以出现碱性磷酸酶和 γ-谷氨酰转移酶高。合并梗阻性黄疸患者，如果肝功能表现为总胆红素升高，以直接胆红素升高为主，同时可伴有转氨酶、碱性磷酸酶及 γ-谷氨酰转移酶等升高，更要警惕肝癌合并胆管癌栓可能。同时，术前的肝功能检查结果，对选择诊断与治疗方案也具有重要的指导意义。

除了上述检查外，肝癌合并胆管癌栓的实验室检查还包括磷脂酰肌醇蛋白聚糖 3、高尔基体蛋白 73、微小 RNA、热休克蛋白等。

第三节 肝癌合并胆管癌栓的影像学检查

一、彩色多普勒超声检查

　　肝癌合并胆管癌栓在临床上并不常见，经常容易误诊、漏诊。胆管癌栓二维超声检查表现为扩张胆管内见实性低回声填充（图 3-1A、B），但无法鉴别是胆泥、血栓还是癌栓。彩色多普勒超声检查（color Doppler ultrasonography，CDS），是一种无创评估肝脏血流动力学的方法，可以评估病变区域的血管结构、血流速度和血流状态，明显提高对疾病的鉴别诊断能力，提高诊断的准确度。CDS 常用于门静脉血栓和癌栓的鉴别，门静脉实性低回声内出现血流信号则认为是癌栓。对于胆管癌栓病例 CDS 同样可检测到彩色血流信号（图 3-1C、D），有助于与血栓、胆泥鉴别，因为胆管内胆泥或血栓 CDS 常表现为实性低回声内无血流信号显示。Wang 等报道了 8 例肝癌合并胆管癌栓患者，7 例（87.5%）患者通过 CDS 检测到动脉血流信号。

二、超声造影

　　超声造影（contrast-enhanced ultrasound，CEUS）是利用对比剂使后散射回声增强，能明显提高超声诊断的分辨力、灵敏度和特异度的技术。广泛用于心脏、肝脏、肾、甲状腺、乳腺等实性器官。CEUS 的主要优势是可以实时观察病变微血流情况并评估增强模式。由于部分胆管癌栓位置较深，CDS 对于微弱的血流信号检出的灵敏度较低，而 CEUS 可以实时评估病灶微血流情况，较 CDS 具有更高的灵敏度。与其他影像方式相比，CEUS 具有更高的时间分辨率，且短时间可以重复使用。对于肝癌合并胆管扩张可疑胆管癌栓患者，CEUS 可以实时评估病灶内微血管情况，从而是鉴别血栓还是癌栓。血栓通常是"无血管"的，在 CEUS 的所有阶段都表现为增强肝内的空洞，以门静脉期显示最好。对于肝癌合并胆管癌栓 CEUS 模式多表现与肝原发肿瘤类似的造影增强模式，动脉期呈高增强，门脉期及延迟期消退呈低增强（图 3-1E、F）。CEUS 同时还可用于胆管癌栓治疗后的评估，通过治疗前后胆管癌栓内血供情况来评估治疗效果。

　　由于部分胆管癌栓病灶较小，各种影像学检查灵敏度较低，但通过超声实时动态扫查，经验丰富的超声医师可以发现与胆管相连通的低回声病灶，而后通过 CDS、CEUS 明确低回声病灶内有无血流，从而诊断胆管癌栓。超声另一优势是无辐射，可以进行动态随访，评估治疗效果，为临床提供有价值的参考信息。

三、CT

　　CT 三期增强扫描是目前诊断肝癌合并胆管癌栓较为常用的辅助检查。增强 CT 能够清晰地显示肝脏内肿瘤的大小、位置、数量、包膜、与周围血管的关系，有无淋巴结肿大和肝外转移，以及是否合并静脉癌栓和胆管癌栓等，从而有助于指导治疗方案的选择。CT 增强扫描还可以用于评估肝癌及胆管癌栓治疗前后的变化，通过对比不同时间点的 CT 图像，可以确定疗效，指导后续治疗方案。

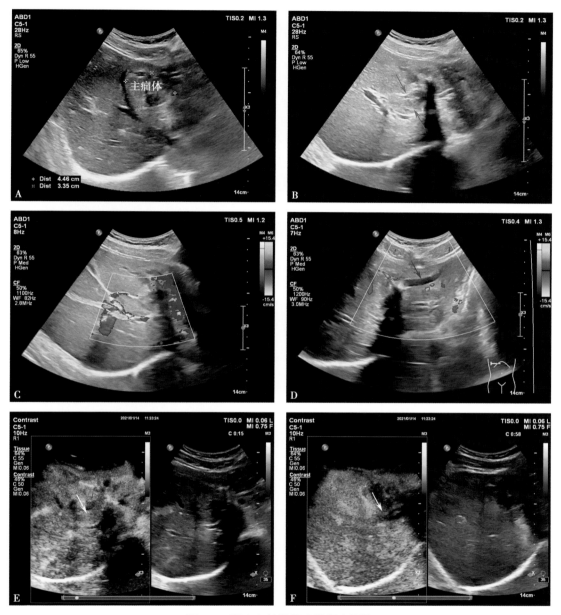

图 3-1　肝癌合并胆管癌栓超声图像

A. 示左肝癌，大小约 4.9cm×4.2cm；B. 左肝内胆管见实性低回声充填（红色箭头）；C. 示实性低回声填充的周边见少许血流信号（绿色箭头）；D. 示部分远端扩张胆管，内未见血流信号（蓝色箭头）；E. 超声造影示胆管癌栓动脉期呈高增强（白色箭头）；F. 高增强胆管癌栓门脉期消退呈低增强（白色箭头）。

肝癌合并胆管癌栓增强 CT 扫描表现为"快进快出"的强化方式,肝癌及胆管癌栓在平扫期表现为低密度,动脉期呈现出明显的强化,静脉期及延迟期表现为低密度,而胆管壁可无明显强化。胆管癌栓引起的梗阻平面以上胆管扩张为其特征性表现,扩张的肝内外胆管在动脉期、静脉期均无明显强化,扩张的肝内胆管在静脉期显示更为明显,这点有利于肝癌合并胆管癌栓的诊断。下面以实例展示 B1、B2、B3、B4 型胆管癌栓的 CT 图片(图 3-2~图 3-5)。

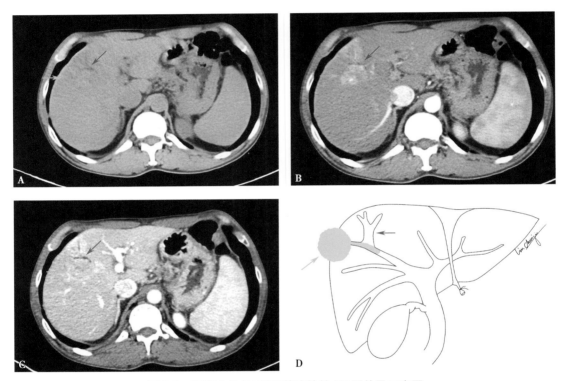

图 3-2 肝癌合并 B1 型胆管癌栓的 CT 图片及示意图

A. 平扫期:可见 S8 段低密度灶(黄色箭头)和 S8 段腹侧胆管扩张(红色箭头);B. 动脉期:可见 S8 段病灶明显强化(黄色箭头),S8 段腹侧胆管壁无强化(红色箭头);C. 静脉期:可见 S8 段病灶强化减退呈低密度(黄色箭头),S8 段腹侧扩张胆管显示更为明显(红色箭头);D. 示意图:黄色箭头示肝癌病灶,红色箭头示扩张的 S8 段腹侧胆管。

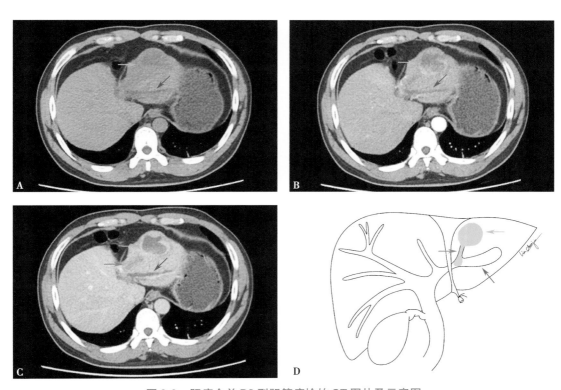

图 3-3　肝癌合并 B2 型胆管癌栓的 CT 图片及示意图

A. 平扫期：可见 S3 段低密度灶（黄色箭头）和 S2 段胆管扩张（红色箭头）；B. 动脉期：可见 S3 段病灶明显强化（黄色箭头），S2 段胆管壁无强化（红色箭头）；C. 静脉期：可见 S3 段病灶强化减退呈低密度（黄色箭头），S3 段胆管内胆管癌栓（绿色箭头），S2 段腹侧扩张胆管显示更为明显（红色箭头）；D. 示意图：黄色箭头示肝癌病灶，红色箭头示扩张的 S2 段胆管，绿色箭头示癌栓。

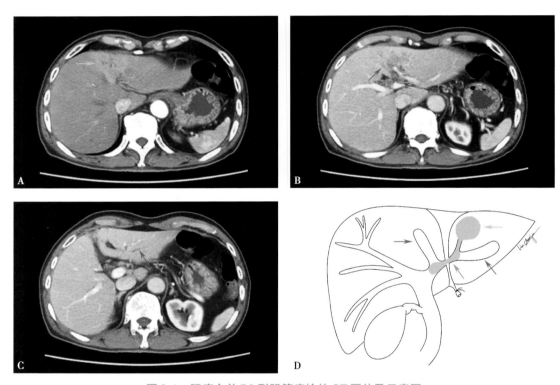

图 3-4　肝癌合并 B3 型胆管癌栓的 CT 图片及示意图

A. 动脉期：可见 S3 段病灶明显强化（黄色箭头），S3 段胆管壁无强化（红色箭头）；B. 静脉期：可见 S3 段病灶强化减退呈低密度（黄色箭头），S4 段胆管扩张（红色箭头），左肝胆管内可见癌栓（绿色箭头）；C. 静脉期：S2 段胆管扩张（红色箭头）；D. 示意图：黄色箭头示 S3 段肝癌病灶，红色箭头示扩张的 S2、S4 段胆管，绿色箭头示左肝内胆管癌栓。

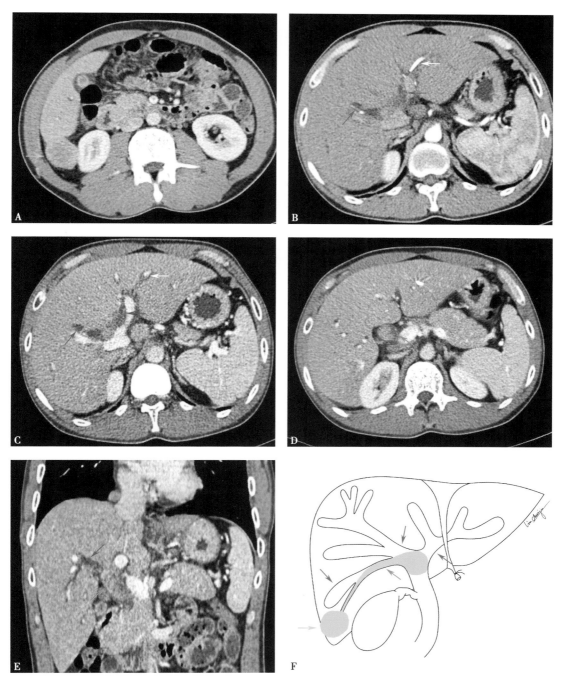

图 3-5 肝癌合并 B4 型胆管癌栓的 CT 图片及示意图

A. 静脉期：可见 S6 段病灶强化减退呈低密度灶（黄色箭头）；B. 动脉期：可见右肝前叶胆管和左肝内叶胆管扩张（红色箭头），胆管壁无强化，白色箭头示左肝胆管内引流管；C. 静脉期：可见右肝前叶胆管和左肝内叶胆管扩张显示更为明显（红色箭头），白色箭头示左肝胆管内引流管；D. 静脉期：可见肝外胆管癌栓（绿色箭头）；E. 冠状位：可见肝外胆管癌栓（绿色箭头）和肝内胆管扩张（红色箭头）；F. 示意图：黄色箭头示肝癌病灶，红色箭头示扩张胆管，绿色箭头示癌栓。

四、MRI

MRI 是诊断肝癌合并胆管癌栓的首选影像学检查方法。MRI 可以使用多种不同的序列和参数来评估肝癌，如 T_1 加权像（T_1-weighted images，T_1WI）、T_2 加权像（T_2-weighted images，T_2WI）、弥散加权像等。这些不同的参数提供了多维度的信息，有助于更好地诊断肝癌合并胆管癌栓。肝癌及胆管癌栓在 T_1WI 呈相对低信号，T_2WI 呈相对高信号。动态增强扫描同 CT 相似，肝癌及胆管癌栓动脉期早期强化，表现为高信号，但并非所有患者都观察到胆管壁增厚和明显强化。静脉期呈现低信号或者等信号。肝内胆管扩张在动脉期和静脉期均表现为低信号（图 3-6～图 3-9）。磁共振胰胆管成像（magnetic resonance cholangiopancreatography，MRCP）检查是诊断肝癌合并胆管癌栓的重要手段，主要特征是胆管癌栓梗阻平面以上胆管扩张，能较好显示胆管癌栓在肝内外胆管内的位置、大小、长度。胆管癌栓在 MRCP 检查上表现为充盈缺损。然而，对于 B1、B2 型胆管癌栓，充盈缺损较难发现。但通过仔细观察梗阻平面以上是否存在胆管扩张，可以间接推测是否合并胆管癌栓以及其位置（图 3-10）。

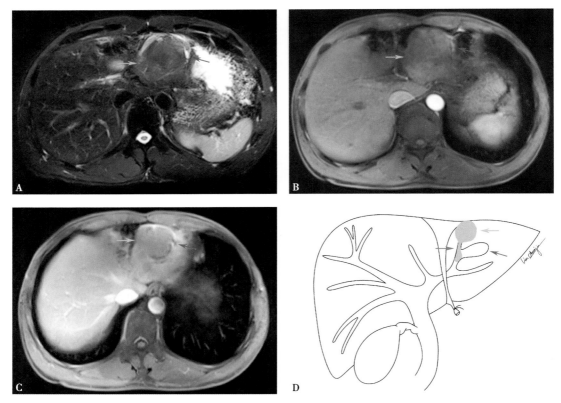

图 3-6　肝癌合并 B1 型胆管癌栓的 MRI 图片及示意图

A. T_2WI：可见 S3 段稍高信号病灶（黄色箭头）和 S3 段胆管扩张（红色箭头）；B. T_1WI 动脉期：可见 S3 段病灶轻度强化（黄色箭头）和 S3 扩张胆管壁无强化（红色箭头）；C. T_1WI 静脉期：可见 S3 段病灶强化减退呈低密度（黄色箭头）和 S3 段胆管扩张（红色箭头）；D. 示意图：黄色箭头示肝癌病灶，绿色箭头示胆管癌栓，红色箭头示 S2 背侧段扩张胆管。

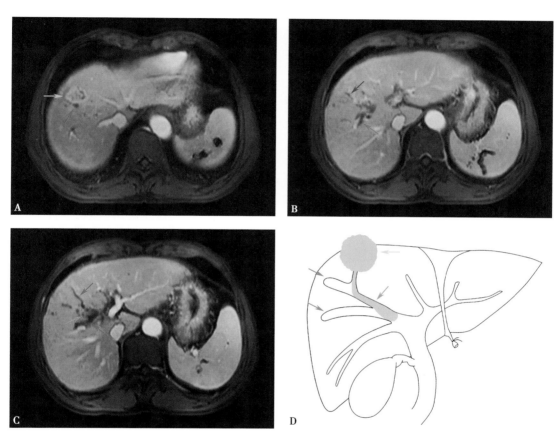

图 3-7 肝癌合并 B2 型胆管癌栓的 MRI 图片及示意图

A. T₁WI 静脉期：可见 S8 段腹侧病灶强化减退呈低密度（黄色箭头）和 S8 段胆管扩张（红色箭头）；

B. T₁WI 静脉期：可见 S8 段腹侧胆管扩张（蓝色箭头）和 S8 段背侧胆管扩张（红色箭头），胆管壁无强化；

C. T₁WI 静脉期：可见 S8 段胆管扩张（红色箭头）、S5 段胆管扩张（红色箭头）和胆管癌栓（绿色箭头）；

D. 示意图：黄色箭头示肝癌病灶，绿色箭头示胆管癌栓，红色箭头示扩张的 S5、S8 段胆管。

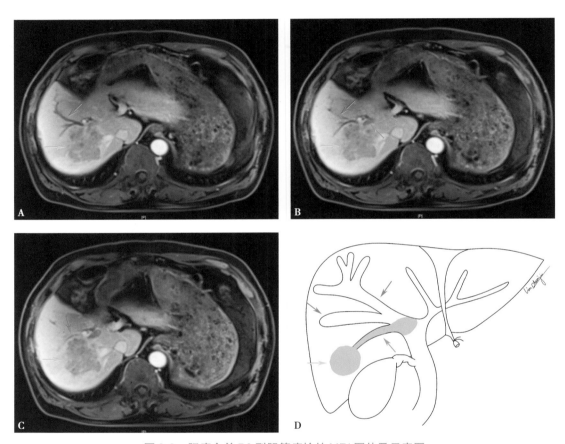

图 3-8　肝癌合并 B3 型胆管癌栓的 MRI 图片及示意图

A. T_1WI 静脉期：可见右肝后叶肝癌病灶（黄色箭头）及右肝前叶扩张胆管（红色箭头）；B. T_1WI 静脉期：可见肝癌病灶（黄色箭头）、癌栓（绿色箭头）和右肝前叶扩张胆管（红色箭头）；C. T_1WI 静脉期：可见肝癌病灶（黄色箭头）和右肝前叶扩张胆管（红色箭头）；D. 示意图：黄色箭头示肝癌病灶，绿色箭头示胆管癌栓，红色箭头示右肝前叶扩张胆管。

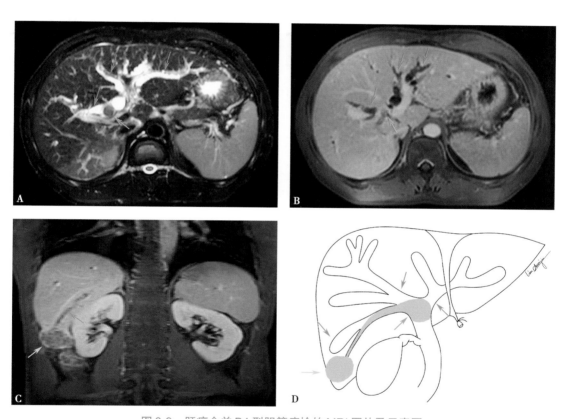

图 3-9　肝癌合并 B4 型胆管癌栓的 MRI 图片及示意图

A. T$_2$WI：可见右前胆管、左内叶胆管、左肝外叶扩张胆管（红色箭头）和右肝后叶胆管癌栓（绿色箭头）；
B. T$_1$WI 静脉期：可见右前胆管、左内叶胆管、左肝外叶扩张胆管（红色箭头）和肝总管癌栓（绿色箭头）；
C. 冠状位：可见肝 S6 段肝癌（黄色箭头）和右肝后叶胆管癌栓（绿色箭头）；D. 示意图：黄色箭头示肝 S6 段肝癌，红色箭头示扩张胆管，绿色箭头示肝总管癌栓。

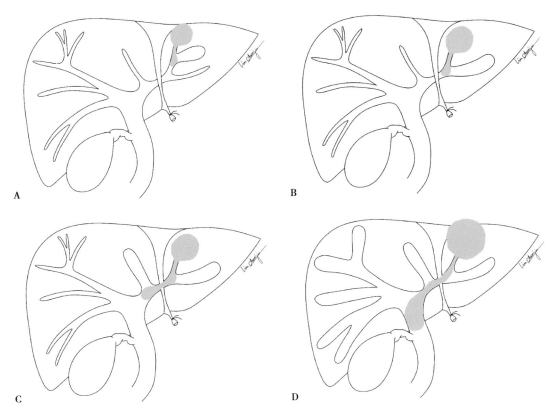

图 3-10　肝癌合并胆管癌栓分型示意图

A. B1 型：当肝癌病灶位于 S3 腹侧段时，胆管癌栓侵犯 S3 段胆管开口，导致 S3 背侧段胆管扩张；B. B2 型：随着胆管癌栓进一步延伸至左外胆管开口，则可观察到 S2 段胆管扩张；C. B3 型：胆管癌栓向左肝胆管延伸，则可观察到 S4 段胆管也扩张；D. B4 型：胆管癌栓延伸至肝总管，则可观察到右肝前叶和后叶胆管扩张。

五、肝动脉造影

肝动脉造影可以用于诊断原发性肝癌合并胆管癌栓，特别是在胆管癌栓动脉血供明显时，肝动脉造影时胆管癌栓可表现出动脉染色。肝动脉造影除了具有诊断作用，还可以对肝癌合并胆管癌栓行栓塞治疗。然而肝动脉造影是一种有创检查方法，有发生出血、血栓形成、感染等并发症的风险，不适合作为诊断肝癌合并胆管癌栓的常用手段，一般用于治疗性操作。对一些小肝癌或者 AFP 阴性，其他相关的影像学检查未发现病灶，而临床又高度怀疑为原发性肝细胞癌患者，肝动脉造影具有重要的定位和定性诊断价值。

六、正电子发射计算机断层成像

正电子发射计算机断层成像（positron emission tomography and computed tomography，PET/CT）主要用于检查肝癌合并胆管癌栓患者是否合并远处转移。肝癌合并胆管癌栓患者中，胆管癌栓的放射性核素的摄取值与原发肝癌灶一致。如果合并远处转移，可观察到放射性核素在肿瘤及转移灶中浓聚，有利于后续治疗方案的选择。

七、经皮经肝胆管造影

通过经皮经肝胆管造影（percutaneous transhepatic cholangiography，PTC）可观察胆管癌栓所致胆管梗阻部位，因 PTC 属于有创检查，不适合作为诊断胆管癌栓的常规检查。但对于合并梗阻性黄疸或者胆道感染的患者，可行经皮肝穿刺胆管引流术（percutaneous transhepatic cholangio drainage，PTCD）。穿刺部位的选择建议从预保留侧肝脏的胆管进行穿刺，充分的胆道引流可以改善肝功能，为后续治疗奠定基础，延长患者生存时间。

八、内镜逆行胰胆管造影

内镜逆行胰胆管造影（endoscopic retrograde cholangiopancreatography，ERCP）检查可以直观显示肝内外胆管梗阻的部位以及明确胆管狭窄的部位、性质、程度。ERCP 相对有创，有胆道出血、胆漏、急性胆管炎等风险，不建议作为常规诊断手段。ERCP 主要用于治疗部分不可切除肝癌合并胆管癌栓，如内镜下取栓、腔内胆管癌栓消融、胆管支架置入等。但对于部分无法明确诊断胆管癌栓的患者，可行 ERCP 活检，通过病理明确诊断。

九、经口胆道镜

经口胆道镜作为直视化的诊疗技术，可以通过十二指肠镜探查肝内外胆管，直视下观察胆管癌栓情况、精准胆道引流，也便于癌栓活检。但该检查也有一定并发症，如胆管损伤、胆道感染、胆道出血等。

第四节　肝癌合并胆管癌栓的鉴别诊断

一、诊断

肝癌合并胆管癌栓的临床表现除肝癌典型症状外，还有胆管癌栓所致症状。当胆管癌栓延伸至肝外胆管并伴有完全梗阻时，可表现为梗阻性黄疸。约 1%～13% 的肝癌合并胆管癌栓患者合并梗阻性黄疸；少部分患者合并胆道感染，表现为急性胆管炎的症状；少部分患者出现胆道出血。肝癌合并胆管癌栓的诊断主要依靠影像学检查，MRI 及 MRCP 是首选检查方法，CT 和 MRI 可以指导胆管癌栓分型以及治疗方案的选择。对于部分无法明确诊断肝癌合并胆管癌栓的患者，肝癌的诊断可依靠肝组织活检。胆管癌栓可依靠 ERCP 或者经口胆道镜活检，通过病理明确诊断。PET/CT 可以了解肝脏及其他部位有无转移。

二、鉴别诊断

肝癌合并胆管癌栓的病理特点是肿瘤侵入邻近的胆管形成胆管癌栓，并引起胆管不同程度的梗阻，应仔细与以下疾病相鉴别。

（一）肝门部胆管癌

肝门部胆管癌也常表现为梗阻性黄疸，可合并有不明显的腹痛或不适，以及体重减轻、食欲减退、疲劳等全身症状。实验室检查中除了肝功能异常以及胆红素升高外，肿瘤指标 CA199、AFP、DCP 等升高有助于鉴别诊断。肝门部胆管癌影像上表现为肝门部胆管增厚狭窄，可见肝门部胆管内占位性病变和肝内胆管扩张。虽然胆管内占位和胆管扩张与胆管癌栓的表现相似，但是胆管癌栓常无明显胆管增厚，肿瘤的增强模式也不一致，胆管癌在 CT 或者 MRI 上的增强表现为"渐进性强化"，而肝癌及胆管癌栓则表现为"快进快出"。

（二）肝内胆管癌

肝内胆管癌常无特殊临床症状，累及肝门部胆管时可伴有梗阻性黄疸，肿瘤指标 CEA、CA199 是最常用的血清标志物。CT 和 MRI 是诊断肝内胆管癌最常用的影像学检查，影像上表现为肝脏占位性病变以及远端胆管扩张，其特征性增强模式为动脉期病灶的周边强化，而静脉期及延迟期则表现为中央延迟强化。相较之下，肝癌及胆管癌栓则表现为"快进快出"。AFP、DCP 升高与否，对两者的鉴别诊断具有重要意义。

（三）肝癌病灶压迫胆管

肝癌直接压迫胆管也可导致远端胆管扩张。当压迫肝门部胆管引起梗阻时，也可导致梗阻性黄疸。影像学检查可见肿瘤紧贴受压胆管，远端胆管扩张，而胆管癌栓所致胆管扩张的起始部与肝癌病灶则有一定距离。

（四）肝癌合并胆道出血

肝癌合并胆道出血典型临床表现是腹痛、梗阻性黄疸以及上消化道出血。临床特征为周期性反复出血，可有黑便。当失血量较大时，可合并有失血性休克。胆管癌栓可以从原发病灶脱落，表现为胆道出血，但出血量较少。CT 有助于鉴别诊断，胆管内新鲜出血表现为高信号，而胆管癌栓为低信号。此外，胆道出血在动脉期无强化，而胆管癌栓有强化。

（五）肝癌合并肝功能衰竭

终末期肝癌常伴肝区疼痛、腹水、消化道出血、肝性脑病以及肝功能衰竭，但影像上肝内外胆管没有明显扩张，有助于二者的鉴别。

（六）胆管下段胆管内黏液乳头状腺瘤或腺癌

胆管下段胆管内黏液乳头状腺瘤或腺癌也可引起梗阻性黄疸，CT 或 MRCP 上可见胆管肿物，但 AFP 和 DCP 一般为阴性。此外，影像上胆管腺瘤或腺癌生长部位胆管壁增厚，胆管腺癌侵犯的胆管壁形态僵硬，胆管腔内狭窄；而胆管癌栓胆管壁光滑，沿胆管铸型走行。

（七）胆管结石

胆管结石常合并腹痛、黄疸、发热等急性胆管炎表现。B 超上可见明显胆管内强回声，后方伴声影。CT 上可见胆管内高信号，炎症期可见胆管壁增厚。MRI 显示 T_2WI 上胆管结石表现为极低信号，动脉期不强化。

（吴俊艺　吴松松　张志波　严茂林）

参 考 文 献

[1] SHIOMI M，KAMIYA J，NAGINO M，et al. Hepatocellular carcinoma with biliary tumor thrombi: aggressive operative approach after appropriate preoperative management [J]. Surgery，2001，129（6）：692-698.

[2] IKEDA Y，MATSUMATA T，ADACHI E，et al. Hepatocellular carcinoma of the intrabiliary growth type [J]. Int Surg，1997，82（1）：76-78.

[3] CONTICCHIO M，MAGGIALETTI N，RESCIGNO M，et al. Hepatocellular carcinoma with bile duct tumor thrombus: a case report and literature review of 890 patients affected by uncommon primary liver tumor presentation [J]. J Clin Med，2023，12（2）：423.

[4] 中国医师协会肝癌专业委员会. 肝细胞癌合并胆管癌栓多学科诊治中国专家共识（2020 版）[J]. 中华消化外科杂志, 2021, 20（2）: 135-142.

[5] WU J Y, SUN J X, WU J Y, et al. A nomogram based on combining systemic and hepatic inflammation markers for predicting microscopic bile duct tumour thrombus in hepatocellular carcinoma [J]. BMC Cancer, 2021, 21（1）: 272.

[6] 李兴佳, 龚彪, 吕婵, 等. 胆管癌栓脱落致急性胰腺炎 ERCP 治疗: 1 例报道并文献复习 [J]. 胃肠病学和肝病学杂志, 2020, 29（8）: 957-960.

[7] ZHOU D, HU G F, GAO W C, et al. Hepatocellular carcinoma with tumor thrombus in bile duct: a proposal of new classification according to resectability of primary lesion [J]. World J Gastroenterol, 2020, 26（44）: 7005-7021.

[8] KIM D Y, PAIK Y H, AHN S H, et al. PIVKA-II is a useful tumor marker for recurrent hepatocellular carcinoma after surgical resection [J]. Oncology, 2007, 72（Suppl 1）: 52-57.

[9] LOGLIO A, IAVARONE M, FACCHETTI F, et al. The combination of PIVKA-II and AFP improves the detection accuracy for HCC in HBV caucasian cirrhotics on long-term oral therapy [J]. Liver Int, 2020, 40（8）: 1987-1996.

[10] LENCIONI R, CARAMELLA D, SANGUINETTI F, et al. Portal vein thrombosis after percutaneous ethanol injection for hepatocellular carcinoma: value of color Doppler sonography in distinguishing chemical and tumor thrombi [J]. AJR Am J Roentgenol, 1995, 164（5）: 1125-1130.

[11] WANG J H, CHEN T M, TUNG H D, et al. Color Doppler sonography of bile duct tumor thrombi in hepatocellular carcinoma [J]. J Ultrasound Med, 2002, 21（7）: 767-772.

[12] DIETRICH C F, NOLSØE C P, BARR R G, et al. Guidelines and good clinical practice recommendations for contrast-enhanced ultrasound（CEUS）in the liver-update 2020 WFUMB in cooperation with EFSUMB, AFSUMB, AIUM, and FLAUS [J]. Ultrasound Med Biol, 2020, 46（10）: 2579-2604.

[13] LIU Q Y, HUANG S Q, CHEN J Y, et al. Small hepatocellular carcinoma with bile duct tumor thrombi: CT and MRI findings [J]. Abdom Imaging, 2010, 35（5）: 537-542.

[14] WU J Y, HUANG L M, BAI Y N, et al. Imaging features of hepatocellular carcinoma with bile duct tumor thrombus: a multicenter study [J]. Front Oncol, 2021, 11: 723455.

[15] ZHANG W, FANG C, LIU H, et al. FDG PET/CT Imaging of hepatocellular carcinoma with bile duct tumor thrombus [J]. Clin Nucl Med, 2019, 44（2）: 130-132.

[16] LU Z, SUN W, WEN F, et al. Clinical application of percutaneous drainage in treating hepatocellular carcinoma with bile duct tumor thrombus [J]. Contemp Oncol（Pozn）, 2013, 17（2）: 176-183.

[17] SATO Y, TADOKORO T, YAMANA H, et al. Hepatocellular carcinoma treated with radical resection after endoscopic diagnosis of the extent of bile duct invasion: a case report [J]. DEN Open, 2023, 4（1）: e265.

[18] ITO R, KOBAYASHI M, OHTSUKA K, et al. A rare case of hepatocellular carcinoma with bile duct invasion diagnosed by peroral cholangioscopy [J]. Video GIE, 2021, 6（8）: 354-357.

[19] SHIOMI M, KAMIYA J, NAGINO M, et al. Hepatocellular carcinoma with biliary tumor thrombi: aggressive operative approach after appropriate preoperative management [J]. Surgery, 2001, 129（6）: 692-698.

[20] IKEDA Y, MATSUMATA T, ADACHI E, et al. Hepatocellular carcinoma of the intrabiliary growth type [J]. Int Surg, 1997, 82（1）: 76-78.

[21] KOH Y X，LEE S Y，CHOK A Y，et al. Icteric intraductal hepatocellular carcinoma and bile duct thrombus masquerading as hilar cholangiocarcinoma [J]. Ann Acad Med Singap，2016，45（3）：113-116.

[22] ZHOU X，WANG J，TANG M，et al. Hepatocellular carcinoma with hilar bile duct tumor thrombus versus hilar cholangiocarcinoma on enhanced computed tomography: a diagnostic challenge [J]. BMC Cancer，2020，20（1）：54.

[23] MEJIA J C，PASKO J. Primary liver cancers: intrahepatic cholangiocarcinoma and hepatocellular carcinoma [J]. Surg Clin North Am，2020，100（3）：535-549.

[24] KIM J R，JANG K T，JANG J Y. Intraductal papillary neoplasm of the bile duct: review of updated clinicopathological and imaging characteristics [J]. Br J Surg，2023，110（9）：1229-1240.

第四章

‹‹‹‹‹‹

肝癌合并胆管癌栓的分型

第一节 胆管癌栓的分型

　　肝癌合并胆管癌栓的分型反映了我们对肝癌合并胆管癌栓疾病进程的认识过程,并在一定程度上可以指导临床治疗。目前肝癌合并胆管癌栓的分型大多是依照胆管癌栓生长形态及胆管解剖进行分型,包括 Ueda 分型、Satoh 分型、日本肝癌研究小组分型以及诸多中国学者提出的肝癌合并胆管癌栓分型等。此外,也有依据解剖联合其他临床指标的分型,如程树群教授团队提出的肝癌合并胆管癌栓分型。本节将对各分型进行介绍。

一、Ueda 分型

　　Ueda 分型将胆管癌栓分为四型:Ⅰ型为胆管癌栓位于肝内胆管二级分支以上;Ⅱ型为胆管癌栓自肝内胆管延伸至胆管一级分支(左、右肝管);Ⅲ型为胆管癌栓已超过左、右肝管汇合处,达肝总管或胆总管处(Ⅲa 型为同侧原发灶相连的癌栓延伸至肝外胆管内;Ⅲb 型为原发灶侧的癌栓延伸至对侧胆管内,致两侧肝内胆管均扩张);Ⅳ型为双侧肝管及肝外胆管内均有胆管癌栓;Ⅴ型为肝外胆管内孤立的胆管癌栓,原发灶不明确。从分型可以看出,Ⅰ型和Ⅱ型胆管癌栓未完全侵犯至肝总管,故此类患者临床上很少有梗阻性黄疸;Ⅲ型和Ⅳ型胆管癌栓侵犯至肝总管或胆总管,临床上患者通常有梗阻性黄疸。

二、Satoh 分型

　　由 Satoh 等提出的简化临床分型:Ⅰ型为胆管癌栓到达胆管一级分支,但未累及左、右肝管汇合处;Ⅱ型为胆管癌栓侵犯超过左、右肝管汇合处;Ⅲ型为胆管癌栓游离于原发肿瘤之外,在胆总管腔内生长。此分型较 Ueda 分型临床应用起来更简洁。

三、日本肝癌研究小组分型

　　日本肝癌研究小组将胆管癌栓分为四型:B1 型,胆管癌栓位于三级胆管及以上;B2型,胆管癌栓位于二级胆管;B3 型,胆管癌栓位于一级胆管;B4 型,胆管癌栓位于肝外胆管。此分型是依据胆管解剖直接而来的分型,便于描述胆管癌栓的位置。

四、程树群教授团队分型

　　程树群教授团队的研究结果发现胆红素水平≥300μmol/L 和胆管癌栓侵犯范围均与治疗手段及预后密切相关,遂提出了一种新的肝癌合并胆管癌栓分型。该分型是目前唯一同时兼顾胆管癌栓范围及胆红素水平的临床分型,提出将胆管癌栓分为肝内型和肝外型:①肝内型(Ⅰ型),即癌栓局限于肝内,其中Ⅰa型为胆管二级分支及以上癌栓,Ⅰb型为胆管一级分支癌栓(即左、右肝管癌栓);②肝外型(Ⅱ型),即癌栓位于肝/胆总管内,其中Ⅱa型为总胆红素<300µmol/L,Ⅱb型为总胆红素≥300µmol/L。该分型与患者预后密切相关,但侧重于指导外科治疗,如对于肝内肿瘤可切除的肝癌合并胆管癌栓患者,Ⅰ型和Ⅱa型可直接行手术治疗,而Ⅱb型患者则需进行退黄后再手术。

五、其他分型

文献报道肝癌合并胆管癌栓还有其他的分型,简要介绍如下。

1. 彭淑牖教授等提出的分型 彭淑牖教授等仿照吴孟超教授肝脏"五叶四段理论"将肝癌合并胆管癌栓分为:①段型;②支型(右前、右后、左内或左外——癌栓位于肝内胆管的右前支、右后支、左内支或左外支);③叶型(左或右);④干型;⑤游离型;⑥弥漫型。此分型是依据癌栓形态及生长特点总结的分型,临床上应用较少。

2. 王义教授等提出的分型 Ⅰ型为与原发灶相连的胆管癌栓延伸至胆管的二级分支;Ⅱ型为与原发灶相连的胆管癌栓延伸至同侧的一级分支;Ⅲ型为与原发灶相连的胆管癌栓延伸至肝总管或胆总管(Ⅲa型未侵及对侧胆管,Ⅲb型侵及对侧胆管);Ⅳ型为与原发灶不相连的胆管癌栓位于肝总管或胆总管(Ⅳa型未侵及对侧胆管,Ⅳb型侵及对侧胆管);Ⅴ型为胆总管内孤立的胆管癌栓。此分型和Ueda分型类似,目前临床应用少。

3. 马飞教授团队提出的分型 依据肝脏肿瘤情况将肝癌合并胆管癌栓分为四型:Ⅰ型,镜下胆管癌栓;Ⅱ型,可切除的肝肿瘤合并胆管癌栓;Ⅲ型,肝内原发灶不明显的孤立性胆管癌栓;Ⅳ型,不可切除的肝肿瘤或有远处转移合并胆管癌栓。此分型未考虑胆管癌栓分布范围,临床应用范围较为局限。

第二节 分型的意义

肝癌合并胆管癌栓的分型是为了更好地指导治疗、预后判断和更深一步的临床和基础研究。但由于不同分型的出发点不同,以及对肝癌合并胆管癌栓这一疾病的认识程度各异,每种分型都有自己的特点和局限性。临床应用时应依据具体情况进行选用。同时,随着新的循证医学证据的出现,现有的肝癌合并胆管癌栓分型也会不断地进行修正,甚至出现新的分期和分型。

一、判断预后

与肝癌合并门静脉或肝静脉癌栓不同,胆管癌栓的分布范围与预后不是一一对应的。如一项回顾性多中心研究结果显示Ueda分型Ⅱ型与Ⅲ型的患者1年、3年、5年的总生存率分别为73.5%、40.5%、29.5%和79.5%、43.3%、34.1%($P=0.615$)。王战红等研究结果显示Satoh各分型患者的远期预后比较均无统计学意义($P>0.05$)。但是,有文献报道肝内胆管与肝外胆管癌栓预后的差异是有统计学意义的。陈建武等的研究结果显示肝内胆管癌栓的3年生存率为25.0%,而肝外胆管癌栓的3年生存率则为0($P=0.038$)。程树群教授等的研究显示Ⅰ型及Ⅱ型胆管癌栓的中位生存时间分别为37.5个月和23.2个月($P=0.002$);进一步研究发现,胆红素也是影响肝癌合并胆管癌栓患者预后的独立危险因素,Ⅱb 型(胆红素 ≥300μmol/L)的预后显著劣于Ⅱa 型(胆红素<300μmol/L)(17.4 个月与 23.9 个月,$P=0.023$)。因此,我们认为胆管癌栓如果延伸至肝总管或胆总管并引起梗阻性黄疸,预后可能更差,需要更为积极的治疗。

二、指导治疗

(一)胆管癌栓分型对肝切除的意义

目前常用的胆管癌栓分型可作为手术方式选择的参考:对于侵犯肝内胆管Ⅱ级分支以上的胆管癌栓,可根据肝癌位置及癌栓范围行解剖性肝段或半肝切除术;对于侵犯胆管左、右支的癌栓,在残余肝体积足够的条件下,可采用病变侧半肝切除或扩大半肝切除术;对于胆总管或肝总管癌栓,可行胆管癌栓取出术＋肝癌所在肝切除,术中发现不能 R_0 切除的患者,可行姑息性肝癌切除联合胆管癌栓取栓术,术后综合治疗可提高患者生存质量及延长生存时间;对于弥漫型胆管癌栓则不建议行切除术,可行转化治疗等。

肝癌合并胆管癌栓常合并有梗阻性黄疸,虽然 Child-Pugh 分级可能不再适用于胆管癌栓合并黄疸患者的术前评估,但是研究发现胆红素水平仍是影响肝癌合并胆管癌栓患者预后的独立危险因素。因此,需要在术前将胆红素降至一定水平后再手术,以降低围手术期死亡率及复发率。在程树群教授团队分型中,对于肝内肿瘤可切除的肝癌合并胆管癌栓患者,Ⅰ型和Ⅱa 型可直接行手术治疗,但Ⅱb 型(胆红素水平≥300μmol/L)患者则需进行退黄后再手术,其报道Ⅱb 型患者如行引流后降期为Ⅱa 型,其中位生存时间也会从 11.7 个月提高至 22.9 个月($P<0.05$)。目前关于术前减黄的标准是有争议的,如有报道建议将术前胆红素下降 50% 或降至 50μmol/L 以下,甚至降至正常再进行手术。临床上可依据患者实际情况而定。

(二)胆管癌栓分型对肝移植的意义

肝癌合并胆管癌栓的肝移植报道较少,回顾性研究发现其移植效果与肝癌合并门静脉癌栓患者类似,总生存时间和无瘤生存时间均显著低于不合并胆管癌栓的患者。但是由于文献报道的病例数均较少,因此缺乏胆管癌栓分型的亚组分析资料。未来可以依据现有分型进一步研究明确预后情况,可能有助于筛选出合适的肝癌合并胆管癌栓病例进行肝移植。

第三节　胆管癌栓对肝癌分期的影响

肝癌合并胆管癌栓是否影响预后仍然存在争议。近年来,越来越多的研究认为胆管癌栓是影响肝癌预后的危险因素。临床上常用的分期系统包括巴塞罗那临床肝癌(Barcelona Clinic Liver Cancer,BCLC)分期系统、美国癌症联合委员会(American Joint Committee on Cancer,AJCC)肝癌分期系统(第 8 版)、中国肝癌分期方案(China Liver Cancer Staging,CNLC)。这些分期系统纳入的变量包括:肿瘤大小、数量、是否合并血管侵犯、肝功能、肝内和肝外转移及周围组织侵犯。然而,并没有把胆管癌栓作为一个变量纳入这些分期系统。

一项纳入来自 32 个中心的 257 例肝癌合并胆管癌栓患者的日韩多中心研究结果表明,第 7 版 AJCC 肝癌分期系统可以很好地区分肝癌合并胆管癌栓的预后。但是越来越多的研究表明,胆管癌栓影响肝癌患者的预后,因此有可能将胆管癌栓纳入分期系统,以进一步提高预测预后的能力，提供更大的治疗指导作用。在日本肝癌分期系统中，胆管癌栓被认为是肝癌分期的影响因素。影响 T 分期的因素主要包括 3 个：是否单发、直径≤2cm、是否合并血管或者胆管侵犯。无上述 3 种因素者为 T_1 期，有 1 种、2 种、3 种因素者分别为 T_2 期、T_3 期、T_4 期。此外，中国人民解放军总医院卢实春教授发现，把胆管癌栓纳入 BCLC 分期系统，可能会进一步提高其预后预测能力，他们认为肝癌合并胆管癌栓患者的分期至少为 BCLC B 期。笔者团队也发现胆管癌栓是 AJCC 分期中Ⅰ～Ⅱ期肝癌患者总生存期（overall survival，OS）和无复发生存（relapse free survive，RFS）的重要预后影响因素；将胆管癌栓纳入第 8 版 AJCC 肝癌分期系统可以提高预测预后能力。因此，我们认为在 AJCC 分期Ⅰ～Ⅱ期的肝癌患者中，如果合并胆管癌栓，应该提高一个分期：即原 AJCC 分期Ⅰ期和Ⅱ期的患者如果合并胆管癌栓，应重新分为 AJCC 分期Ⅱ期和Ⅲ期。福建医科大学孟超肝胆医院曾永毅教授团队的研究也发现，如果合并胆管癌栓而没有静脉肉眼癌栓及肝外转移时，分期分别对应为 BCLC B 期、AJCC 分期ⅢA 期、CNLC Ⅱb 期；如果同时合并胆道癌栓及静脉肉眼癌栓，分别对应为 BCLC C 期、AJCC 分期ⅢB 期及 CNLC Ⅲa 期。

越来越多的研究表明，将胆管癌栓纳入肝癌分期系统，可以提高肝癌分期系统的预测能力，但仍需要更多大样本前瞻性研究予以证实。

（孙居仙　吴俊艺）

参 考 文 献

[1] UEDA M，TAKEUCHI T，TAKAYASU T，et al. Classification and surgical treatment of hepatocellular carcinoma（HCC）with bile duct thrombi [J]. Hepatogastroenterology，1994，41（4）：349-354.

[2] SATOH S，IKAI I，HONDA G，et al. Clinicopathologic evaluation of hepatocellular carcinoma with bile duct thrombi [J]. Surgery，2000，128（5）：779-783.

[3] Liver Cancer Study Group of Japan. General rules for the clinical and pathological study of primary liver cancer [M]. 3rd ed. Tokyo：Kanehara & Co.，Ltd.，2010.

[4] SUN J，WU J，LIU C，et al. Typing of biliary tumor thrombus influences the prognoses of patients with hepatocellular carcinoma [J]. Cancer Biol Med，2021，18（3）：808-815.

[5] 彭淑牖，王许安，黄从云，等. 以实际解剖部位命名的分型法：对五种胆道疾病分型的思考 [J]. 中华外科杂志，2019，57（6）：412-417.

[6] 孙婧，王景，吴孟超，等. 原发性肝癌合并胆道癌栓的诊断 [J]. 中华肝胆外科杂志，2001，7（1）：9-12.

[7] ZHOU D，HU G F，GAO W C，et al. Hepatocellular carcinoma with tumor thrombus in bile duct：a proposal of new classification according to resectability of primary lesion [J]. World J Gastroenterol，2020，26（44）：7005-7021.

[8] MOON D B，HWANG S，WANG H J，et al. Surgical outcomes of hepatocellular carcinoma with bile duct tumor thrombus：a Korean multicenter study [J]. World J Surg，2013，37（2）：443-451.

[9] 王战红，姚建龙，董山潮，等. 肝细胞癌合并胆管癌栓的临床分型以及手术方式对其预后的影响 [J]. 实用癌症杂志，2016，31（6）：986-990.

[10] 陈建武. 肝细胞癌合并胆管癌的临床分型以及手术方式选择对疾病预后的影响 [J]. 实用癌症杂志，2017，32（6）：950-955.

[11] WONG T C，CHEUNG T T，CHOK K S，et al. Outcomes of hepatectomy for hepatocellular carcinoma with

bile duct tumour thrombus [J]. HPB（Oxford），2015，17（5）：401-408.

[12] ORIMO T，KAMIYAMA T，YOKOO H，et al. Hepatectomy for hepatocellular carcinoma with bile duct tumor thrombus，including cases with obstructive jaundice [J]. Ann Surg Oncol，2016，23（8）：2627-2634.

[13] LEE J S，KIM J，RHU J，et al. Long-term outcomes of liver transplantation in hepatocellular carcinoma with bile duct tumor thrombus：a comparison with portal vein tumor thrombus [J]. Cancers（Basel），2023，15（17）：4225.

[14] KIM J M，KWON C H，JOH J W，et al. The effect of hepatocellular carcinoma bile duct tumor thrombi in liver transplantation [J]. Hepatogastroenterology，2014，61（134）：1673-1676.

[15] WANG C，YANG Y，SUN D，et al. Prognosis of hepatocellular carcinoma patients with bile duct tumor thrombus after hepatic resection or liver transplantation in Asian populations：a meta-analysis [J]. PLoS One，2017，12（5）：e0176827.

[16] KIM D S，KIM B W，HATAMO E，et al. Surgical outcomes of hepatocellular carcinoma with bile duct tumor thrombus：a Korea-Japan multicenter study [J]. Ann Surg，2020，271（5）：913–921.

[17] MINAGAWA M，IKAI I，MATSUYAMA Y，et al. Staging of hepatocellular carcinoma：assessment of the Japanese TNM and AJCC/UICC TNM systems in a cohort of 13，772 patients in Japan [J]. Ann Surg，2007，245（6）：909-922.

[18] UENO S，TANABE G，NURUKI K，et al. Prognostic performance of the new classification of primary liver cancer of Japan（4th edition）for patients with hepatocellular carcinoma：a validation analysis [J]. Hepatol Res，2002，24（4）：395-403.

[19] LU W P，TANG H W，YANG Z Y，et al. A proposed modification for the Barcelona Clinic Liver Cancer staging system：adding bile duct tumor thrombus status in patients with hepatocellular carcinoma [J]. Am J Surg，2020，220（4）：965-971.

[20] WU J Y，SUN J X，WU J Y，et al. Impact of bile duct tumor thrombus on the long-term surgical outcomes of hepatocellular carcinoma patients：a propensity score matching analysis [J]. Ann Surg Oncol，2022，29（2）：949-958.

[21] HUANG Q，CHEN Y，LIN K，et al. Redefining hepatocellular carcinoma staging systems based on the bile duct invasion status：a multicenter study [J]. Front Oncol，2021，11：673285.

第五章

<<<<<<

肝癌合并胆管癌栓的手术治疗

外科手术是治疗肝癌合并胆管癌栓最有效的手段，其原则是完整切除肝癌病灶和病变胆管。但手术方式还存在两大争议：是否解剖性肝切除和是否切除肝外胆管。

第一节　手术治疗的适应证和禁忌证

一、适应证

肝癌合并胆管癌栓手术治疗适应证：全身状态良好、肝功能为 Child-Pugh A/B 级、肝脏病灶局限、残余肝体积足够、无肝外转移、无心肺肾等重要脏器功能障碍。

二、禁忌证

肝癌合并胆管癌栓手术治疗禁忌证：全身情况较差、肝功能为 Child-Pugh C 级、肿瘤已肝内广泛播散、有肺脑骨等远处转移、凝血功能障碍、心肺肾等重要脏器功能障碍。

第二节　手 术 方 法

一、肝内型胆管癌栓的手术方法

肝内型胆管癌栓，相当于日本肝癌研究小组分型的 B1、B2 和 B3 型。B1 和 B2 型胆管癌栓，可行肿瘤所在肝段或肝叶切除；若不能获得足够肝脏和 / 或胆管切缘，可考虑行相应肝叶或半肝切除，我们也建议经胆管断端或胆总管切开胆道镜探查，避免癌栓残留胆管。B3 型胆管癌栓，可行左半肝或右半肝切除，同时经胆管断端或胆总管切开进行胆道镜探查。如果胆管断端切缘阳性，须行肝外胆管切除和胆肠吻合术。

B2 型胆管癌栓手术治疗。以右肝前叶切除为例。取右上腹肋缘下斜切口，常规腹腔探查。离断肝圆韧带及镰状韧带，充分显露下腔静脉前壁及肝静脉陷窝，离断右侧三角韧带、冠状韧带及肝肾韧带。降低肝门板，鞘外或鞘内解剖右肝前叶 Glisson 鞘并阻断，随后可观察到右肝前叶缺血界，术中超声再次确认肝中静脉和肝右静脉走行。间歇阻断第一肝门，每次不超过 15 分钟，间歇 5 分钟。超声刀沿着缺血界切除，循肝中静脉和肝右静脉完整切除右肝前叶。仅剩右肝前叶 Glisson 鞘时，切开右肝前叶胆管，离断右肝前叶胆管（图 5-1），胆管断端送快速冷冻病理检查。直线切割闭合器闭合离断右肝前叶动脉及静脉。可以通过右肝前叶胆管断端或者直接切开胆总管,行胆道镜探查。确认无癌栓后,用 4-0 或 5-0 单乔缝线缝合右肝前叶胆管断端或胆总管切开处。肝断面可清晰显露肝中静脉、肝右静脉及右肝前叶 Glisson 鞘断端(图 5-2)。肝断面彻底止血,确认无胆漏后,放置腹腔引流管。术后标本可见右肝前叶胆管癌栓(图 5-3)。

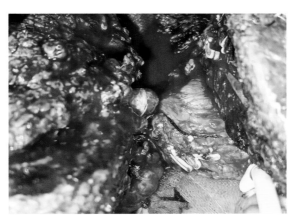

图 5-1　切开右前胆管,可见癌栓尖端(绿色箭头)

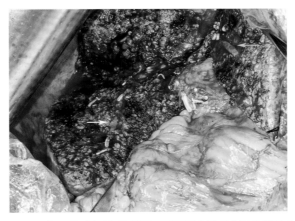

图 5-2　右肝前叶切除后断面,可见肝中静脉(黄色箭头)、肝右静脉(白色箭头)及右肝前叶胆管断端(绿色箭头)

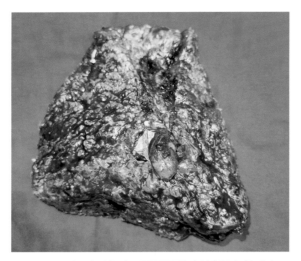

图 5-3　切除后标本,可见胆管癌栓(绿色箭头)

　　B3 型胆管癌栓手术治疗。以前入路右半肝切除为例。取右上腹肋缘下斜切口,常规腹腔探查。离断肝圆韧带及镰状韧带,充分显露下腔静脉前壁及静脉陷窝,离断右侧冠状韧带少许以显露下腔静脉右侧壁。解剖右肝蒂,分离肝右动脉、门静脉右支结扎并予以离断。行前入路肝切除,用超声刀沿缺血界和循肝中静脉切除右半肝,肝中静脉裂口用 5-0 Prolene 缝线缝合。肝右动脉和门静脉右支予以直线切割闭合器离断,或者分别离断后双重结扎。离断双重结扎下腔静脉前侧及右侧壁的肝短静脉,直线切割闭合器离断肝右静脉。仅剩右肝胆管与右半肝相连(图 5-4)。切开右肝胆管前壁,可见胆管癌栓(图 5-5)。离断右肝胆管,胆管断端送快速冷冻病理检查。可通过右肝胆管断端(图 5-6),行胆道镜探查(图 5-7)。确认肝内外胆管无癌栓后,用 3-0 或 4-0 单乔缝线缝合右肝胆管断端(图 5-8)。肝断面彻底止血,确认无胆漏后,放置腹腔引流管。术后标本可见右肝胆管癌栓(图 5-9)。

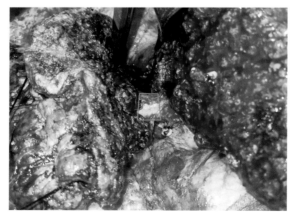

图 5-4　仅剩右肝胆管与右肝相连(绿色方框)

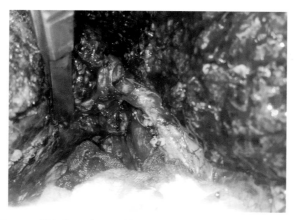

图 5-5　横行切开右肝胆管前壁，可见胆管癌栓（绿色箭头）

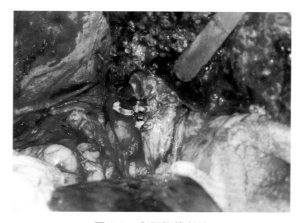

图 5-6　右肝胆管断端

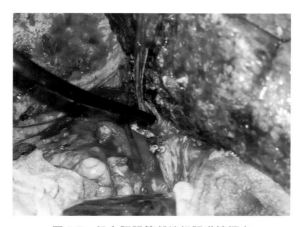

图 5-7　经右肝胆管断端行胆道镜探查

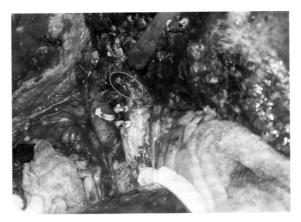

图 5-8　可吸收线缝合右肝胆管断端（绿色标记区域）

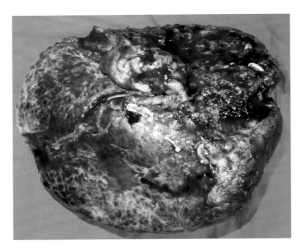

图 5-9　术后标本，可见胆管癌栓（绿色箭头）

二、肝外型胆管癌栓的手术方法

　　肝外型胆管癌栓，即为 B4 型。B4 型胆管癌栓须行半肝切除，是否切除肝外胆管目前尚存争议。若癌栓侵犯肝外胆管或与肝外胆管紧密粘连，则必须行肝外胆管切除并胆肠吻合；反之，无须行肝外胆管切除。

　　肝外型胆管癌栓切开取栓方法国内外尚未统一，目前文献报道主要有两种方法分别为 peeling off 技术和笔者提出的 q 形胆总管切开取栓。

　　Yamamoto 等首先报道了 peeling off 技术（图 5-10），但这项技术存在取栓方法复杂、不符合无瘤操作原则、容易癌栓残留等缺点。

　　笔者提出的 q 形胆总管切开取栓方法的优势（图 5-11）：可一体化切除肿瘤及癌栓，符合无瘤操作原则；直视下显露肝外胆管及结合术中胆道镜，有助于确认癌栓有无残留或侵犯肝外胆管壁。

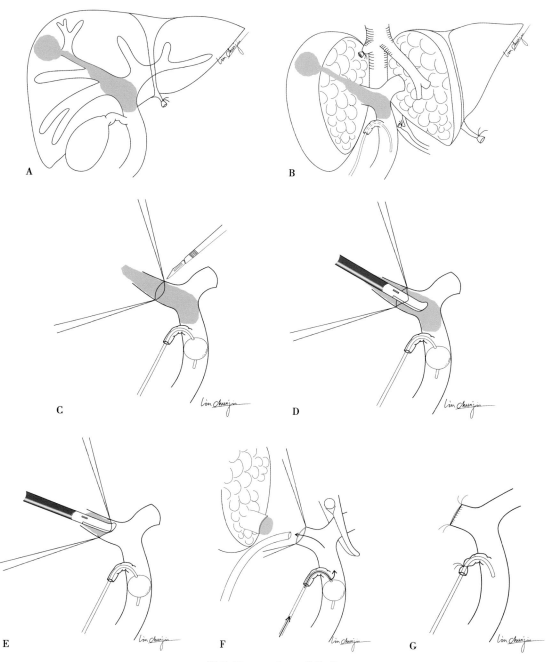

图 5-10 peeling off 技术

A. 肿瘤位于右肝 S8 段，癌栓沿右肝前叶胆管延伸至肝总管；B. 解剖右肝蒂，离断结扎肝右动脉及门静脉右支，循肝中静脉前入路切除右半肝，离断肝右静脉，离断肝周韧带，仅剩右肝胆管与右半肝相连；C. 提拉右肝胆管前壁，横行切开，经胆囊管断端置入导尿管，气囊充气使之阻断胆总管下端；D、E. 剥离剪经右肝胆管将癌栓从胆总管往右肝胆管方向推移；F. 离断右肝胆管，移除右半肝，夹闭左肝胆管，从导尿管注水，冲出胆管内残余癌栓；G. 可吸收线缝合右肝胆管断端，松开气囊，导尿管作为外引流。

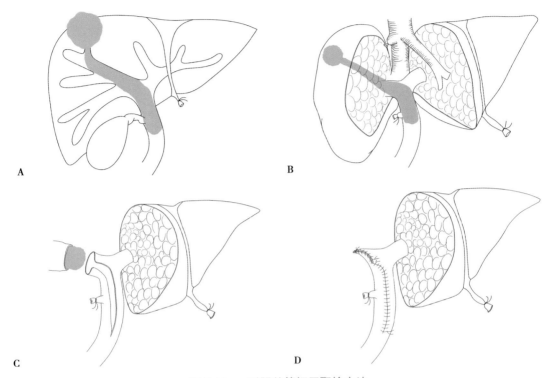

图 5-11　q 形胆总管切开取栓方法

A. 肿瘤位于右肝前叶Ⅷ段，癌栓沿右肝前叶胆管延伸至胆总管；B. 前入路右半肝切除：切除胆囊，解剖右肝蒂，离断结扎肝右动脉及门静脉右支，循肝中静脉前入路切除右半肝，离断肝右静脉，离断肝周韧带，仅剩右肝胆管与右半肝相连；C. 沿胆总管及右肝胆管前壁纵行切开，环行切断右肝胆管汇入肝总管处，称之为 q 形胆总管切开取栓术，右肝胆管断端送快速冷冻病理检查，术中胆道镜；D. 可吸收线连续缝合右肝胆管断端及胆总管前壁。

　　B4 型胆管癌栓手术治疗。以前入路右半肝切除为例。手术步骤同 B3 型右半肝切除。仅剩右肝胆管与右半肝相连，沿肝外胆管前壁纵行切开至癌栓远端，环行切断右肝胆管，称之为 q 形胆总管切开取栓术。右肝胆管断端送快速冷冻病理检查，术中胆道镜确认胆总管和左肝内胆管有无癌栓残留，可吸收线连续缝合右肝胆管断端及肝外胆管前壁（图 5-12～图 5-17）。

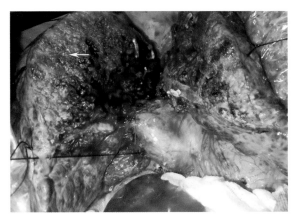

图 5-12 仅剩右肝胆管（蓝色箭头）与右半肝（白色箭头）相连

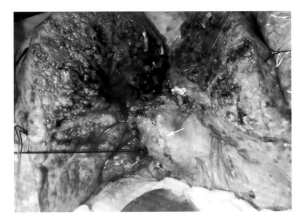

图 5-13 标识拟切开肝外胆管处（蓝色箭头为右肝管环形切断标记线，白色箭头为胆总管纵行切开标记线）

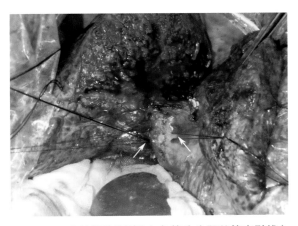

图 5-14 牵拉肝外胆管（白色箭头为胆总管牵引线）

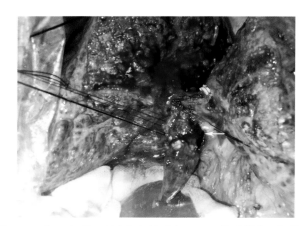

图 5-15　切开肝外胆管（白色箭头），可见胆管癌栓（绿色箭头）

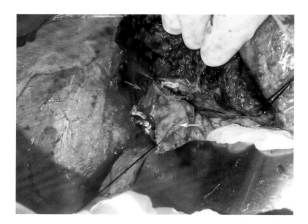

图 5-16　环形离断右肝胆管（蓝色箭头为右肝管断端），充分显露肝外胆管（绿色箭头为左肝管，白色箭头为胆总管内壁）

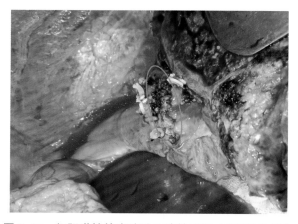

图 5-17　行胆道镜检查确认无癌栓残留，可吸收线缝合肝外胆管（绿色区域）

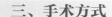

三、手术方式

肝内型胆管癌栓提倡解剖性肝切除,可以采用开腹手术,也可以行腹腔镜下肝切除术。利用胆管癌栓导致胆管梗阻,胆汁不能或者延迟排泄特点,可以用荧光导航系统来实施精准肝切除。肝外型胆管癌栓还是主张开腹手术,虽然有腹腔镜治疗肝外胆管癌栓的零星报道,但其安全性有待于进一步观察。

四、术中注意事项

(一)无瘤技术

我们特别强调无瘤技术在肝外型胆管癌栓手术切除中的应用。我们建议采用前入路肝切除,离断缝扎患侧入肝动脉和门静脉分支,离断肝实质后离断出肝静脉,可以减少术中挤压造成的肿瘤播散。仅剩患侧胆管与拟切除肝脏相连时,切开肝外胆管取栓,最后游离患侧肝脏周围韧带,移除标本。特别是肿瘤侵犯膈肌或者周围脏器(结肠、胃及肾上腺等),予以一体化切除,以减少肿瘤破裂所致的腹腔种植机会。移除标本后,温蒸馏水冲洗术区,从而减少癌栓在腹腔种植的机会。

(二)术中胆道镜

我们特别强调术中胆道镜的应用。无论是肝内型还是肝外型胆管癌栓,肿瘤切除后,务必探查肝内外胆管,减少癌栓残留机会。可通过胆管断端或切开胆总管行胆道镜探查。

术前检查提示肝内无明确病灶者,可以先行胆总管切开取栓,结合术中胆道镜和超声检查,判断癌栓起始点,切除癌栓起源的肝叶及相应胆管。

第三节　肝　移　植

目前尚无肝移植治疗肝癌合并胆管癌栓的大宗病例报道。Ha 等报道了 14 例肝癌合并胆管癌栓患者行肝移植治疗,术后 1 年、3 年、5 年总生存率和复发率分别为 92.9%、57.1%、50.0% 和 15.4%、46.2%、46.2%。肉眼血管癌栓是影响肝癌合并胆管癌栓肝移植术后复发的危险因素。肝移植术后高复发率制约其在肝癌合并胆管癌栓中的应用。但是,对于肝硬化严重、无法接受常规手术或系统治疗的肝癌合并胆管癌栓患者,肝移植可作为一种值得探讨的治疗方式。

第四节　疗　效　评　价

手术治疗已成为肝癌合并胆管癌栓首选的治疗方式,但是具体手术方式还存在争议。

一、手术切除与介入治疗的疗效分析

多项研究证实肝切除治疗肝癌合并胆管癌栓比经导管肝动脉化疗栓塞(transcatheter arterial chemoembolization,TACE)的疗效更好。Liu 等将 145 例肝癌合并胆管癌栓患者分为两组:肝切除组($n=105$)和 TACE 组($n=40$)。倾向评分匹配(propensity score matching,PSM)之前,肝切除组的中位生存时间比 TACE 组长 8.0 个月(21.0 个月与 13.0 个月,$P<0.001$);

PSM 之后长 9.0 个月（20.0 个月与 11.0 个月，$P < 0.001$）。肝切除组的中位无瘤生存时间比 PSM 前的 TACE 组长 3.5 个月（7.0 个月与 3.5 个月，$P = 0.007$），比 PSM 后长 5.0 月（7.0 个月与 2.0 个月，$P = 0.007$）。该研究认为，与 TACE 相比，肝切除治疗肝癌合并胆管癌栓患者的预后更好。

二、有无胆管癌栓手术切除的疗效分析

2020 年一项荟萃分析纳入了 15 项研究总共 6 484 例肝癌患者，比较了肝切除治疗 478 例肝癌合并胆管癌栓与 6 006 例肝癌无胆管癌栓患者的疗效，结果显示肝癌合并胆管癌栓患者的血清总胆红素和碱性磷酸盐水平显著高于无胆管癌栓患者。合并有胆管癌栓的肝癌患者具有更具侵袭性的生物学特征，如肿瘤分化差、大血管侵犯和淋巴结转移。胆管癌栓组的 1 年、3 年和 5 年总生存率显著低于不合并胆管癌栓组。胆管癌栓可能是肝癌患者的潜在预后影响因素。

笔者一项大宗回顾性研究也证实，合并有胆管癌栓的肝癌患者具有较晚的肿瘤分期和不良的临床病理特征。PSM 之前，无胆管癌栓组的无复发生存率和总生存率显著高于合并胆管癌栓组（$P < 0.001$）；PSM 之后，胆管癌栓组无复发生存率显著高于无胆管癌栓组（$P = 0.025$），两组之间的总生存率差异无统计学意义（$P = 0.588$）。亚组分析显示，与无胆管癌栓组的 AJCC Ⅰ～Ⅱ期患者相比，合并胆管癌栓组的无复发生存率和总生存率较低，两组差异有统计学意义（$P < 0.05$）；AJCC Ⅲ期两组差异无统计学意义（$P > 0.05$）。

综上所述，合并有胆管癌栓的肝癌患者肿瘤分期较晚，且侵袭性较强，如肿瘤分化差、大血管侵犯和淋巴结转移，总体预后相对较差。

三、解剖性肝切除和非解剖性肝切除疗效分析

肝癌合并胆管癌栓是否行解剖性肝切除，目前尚有争议。解剖性肝切除不仅切除了肝脏原发肿瘤，同时也切除相应病变的胆管，减少胆管残留肿瘤的可能。Wu 等报道了 175 例接受根治性切除的肝癌合并胆管癌栓患者，分为解剖性肝切除组和非解剖性肝切除组，PSM 之后两组间无复发生存率差异有统计学意义。研究显示，虽然解剖性肝切除组的 3 年和 5 年生存率好于非解剖性肝切除组，但差异无统计学意义。根据肿瘤大小进一步分层后，肿瘤直径≤5cm 时，两组间无复发生存率和总生存率差异均有统计学意义。因此，提出解剖性肝切除是治疗肝癌合并胆管癌栓的首选治疗方式，尤其是在肿瘤直径小于 5cm 时，其预后明显好于非解剖性肝切除患者。

韩国和日本多中心研究报道了 257 例 B3 型和 B4 型肝癌合并胆管癌栓接受外科手术治疗的患者，其中 82.9%（213/257）行半肝以上肝切除，12.6%（19/151）的 B3 型患者和 46.2%（49/106）的 B4 型行肝外胆管切除。94.9%（244/257）的患者进行了根治性手术，手术死亡率为 5.1%，5 年总生存率和复发率分别为 43.6% 和 74.2%。半肝以上肝切除术和联合胆管切除术均显著提高了总生存率，并降低了复发率。从而建议 B3 型和 B4 型胆管癌栓患者行扩大肝切除联合肝外胆管切除，以增加 R_0 切除的机会。

综上所述，在保证残余肝体积和肝功能足够的情况下，行解剖性肝切除可减少术后肿瘤残留，提高 R_0 切除率，延长患者生存时间。

四、肝外胆管保留与否

关于肝癌合并胆管癌栓是否行肝外胆管切除的研究较多，但由于肝癌合并胆管癌栓发病率低，各研究纳入的样本量较少，证据的说服力较弱。

Satoh 报道了 17 例肝癌合并胆管癌栓患者，其中 5 例行肝外胆管切除，12 例未行肝外胆管切除，虽然肝外胆管切除组Ⅳ期或门静脉侵犯的比例较高，但两组间患者的生存率差异无统计学意义。

Hu 比较了 20 例 B3 型或 B4 型胆管癌栓行半肝切除肝癌患者，行肝外胆管切除和未行肝外胆管切除各 10 例。肝外胆管切除组的 1 年、3 年和 5 年生存率分别为 100.0%、80.0% 和 45.7%，无肝外胆管切除组的生存率分别是 50.0%、20.0% 和 10.0%（$P=0.014$）。两组间 1 年、3 年和 5 年无复发生存率分别为 90.0%、70.0% 和 42.0%，以及 36.0%、36.0% 和 0（$P=0.014$）。肝外胆管切除能明显提高生存率，降低术后复发率。

一项韩国多中心研究回顾性报道了 73 例 B3 型或 B4 型肝癌合并胆管癌栓患者，1 年、3 年和 5 年生存率分别为 76.5%、41.4% 和 32.0%；1 年、3 年和 5 年复发率分别为 42.9%、70.6% 和 77.3%。单因素分析提示肿瘤最大直径、肝外胆管切除和根治性切除是影响其生存时间的危险因素，然而多因素分析并没有证实肝外胆管切除是预后的独立危险因素。该研究认为，无论有无肝外胆管切除，只要达到 R_0 切除就能提高肝癌合并胆管癌栓患者生存率。

有学者比较了 22 例肝癌伴 B3 型和 B4 型胆管癌栓接受保留肝外胆管手术与 145 例无胆管癌栓肝癌患者手术的疗效。有胆管癌栓的肝癌患者的 1 年、3 年和 5 年生存率分别为 81.8%、52.8% 和 52.8%，无胆管癌栓患者分别为 73.6%、55.6% 和 40.7%（$P=0.804$）。切缘阳性、肿瘤大小≥5cm 和 AFP≥200IU/ml 是影响总生存率的重要危险因素。该研究认为，合并胆管癌栓不一定是肝癌晚期，采用选择性保留肝外胆管大面积肝切除手术能获得与无胆管癌栓患者相似的远期疗效。

2020 年一项荟萃分析纳入了 12 项研究共 355 例肝癌患者，比较接受肝外胆管切除术（bile duct resection，BDR）（BDR 组）或肝切除术不切除胆管（no bile duct resection，NBDR）（NBDR 组）的肝癌合并胆管癌栓患者的总生存率和无复发生存率。BDR 组和 NBDR 组的 1 年、3 年和 5 年总生存率相似（均 $P>0.05$）。然而，BDR 组的 1 年、3 年和 5 年无复发生存率高于 NBDR 组（均 $P<0.01$）。该研究认为，接受肝外胆管切除可降低肝癌合并胆管癌栓患者的术后复发率，但两者总生存率都是相似的。

手术治疗 B3 型和 B4 型胆管癌栓是否保留肝外胆管还存在争议，但胆管癌栓侵犯肝外胆管或与肝外胆管壁粘连紧密必须切除肝外胆管。切除肝外胆管显然会降低术后肝外胆管肿瘤复发机会，但无疑会牺牲大部分无肝外胆管侵犯的患者。此外，切除肝外胆管后须行胆肠吻合，手术创伤大、手术时间长、术后并发症增多，而且影响术后治疗方法的选择（胆肠吻合术后行射频消融或 TACE 治疗容易肝脓肿）。

《肝细胞癌合并胆管癌栓多学科诊治中国专家共识（2020 版）》推荐，建议行解剖性肝切除，不建议常规行肝外胆管切除术，但若胆管癌栓与肝外胆管壁粘连紧密难以分离或侵犯肝外胆管，则建议行联合肝外胆管切除。

第五节 肝癌合并胆管癌栓术后复发的治疗

肝癌合并胆管癌栓术后复发的处理原则与肝癌术后复发的处理原则相似,其特殊之处在于肝癌术后胆管复发,包括肝内胆管和肝外胆管。

一、复发部位

50.0%~70.3% 肝癌合并胆管癌栓患者在术后 1 年以内复发,且肝内复发较为常见。Kim 报道了 157 例 B3 型和 B4 型胆管癌栓行大面积肝切除术后复发肝癌的患者,106 例术后肝内复发,24 例肝外复发,27 例肝内肝外复发。其中 42 例行肝外胆管切除患者中,术后肝内复发 26 例,肝外复发 6 例,肝内肝外复发 10 例;115 例未行肝外胆管切除患者中,术后肝内复发 80 例,肝外复发 18 例,肝内肝外复发 17 例。Feng 等报道了 311 例经手术治疗的肝癌合并胆管癌栓患者,术后复发 230 例,肝内复发($n=194$)的风险明显高于肝外复发($n=92$),肝内复发和肝外复发风险分别在术后 40 个月和 20 个月后降至较低水平。结果显示,接受解剖性肝切除术的肝癌合并胆管癌栓患者复发风险率始终低于接受非解剖性肝切除术的患者,而术后接受 TACE 治疗的患者在第一年的复发风险明显低于未接受 TACE 的患者。

二、复发后治疗方法的选择

肝癌合并胆管癌栓患者术后复发应予以积极处理,治疗方式主要取决于患者体力状况、Child-Pugh 评分、术后复发部位、肿瘤分期和残余肝体积等。

对于肝内复发患者,主要的治疗措施有手术切除、射频、TACE、肝动脉灌注化疗、靶向免疫治疗等。肝外胆管复发治疗措施有手术切除和姑息治疗。淋巴结和远处脏器转移治疗措施有手术切除、全身化疗、靶向免疫治疗和局部放疗等。多项研究表明,肝癌合并胆管癌栓术后复发患者再次手术后存活时间明显长于保守治疗的患者。

肝癌合并胆管癌栓术后复发率较高,应该密切随访,及早发现复发病灶,并采取积极有效的治疗措施。同时,建议采用解剖性肝切除和术后辅助 TACE 治疗,以减少术后复发。

(严茂林　陈进宏　刘崇远　石　洁)

参 考 文 献

[1] YAMAMOTO S,HASEGAWA K,INOUE Y,et al. Bile duct preserving surgery for hepatocellular carcinoma with bile duct tumor thrombus [J]. Ann Surg, 2015, 261(5): e123-e125.

[2] WU J Y, SUN J X, LAU W Y, et al. Surgical resection for hepatocellular carcinoma with bile duct tumor thrombus [J]. Surgery, 2021, 169(6): 1424-1426.

[3] MATSUMURA M, SEYAMA Y, ISHIDA H, et al. Indocyanine green fluorescence navigation for hepatocellular carcinoma with bile duct tumor thrombus: a case report [J]. Surg Case Rep, 2021, 7(1): 18.

[4] FUNAMIZU N, MISHIMA K, OZAKI T, et al. Pure laparoscopic right hepatectomy for hepatocellular carcinoma with bile duct tumor thrombus(with Video)[J]. Ann Surg Oncol, 2021, 28(3): 1511-1512.

[5] KIM K H, CHOI Y, HAN H S, et al. Purely laparoscopic extended right hemihepatectomy for hepatocellular carcinoma with bile duct tumor thrombus [J]. Surg Oncol, 2019, 31: 98.

[6] OBA A，TAKAHASHI S，KATO Y，et al. Usefulness of resection for hepatocellular carcinoma with macroscopic bile duct tumor thrombus [J]. Anticancer Res，2014，34（8）：4367-4372.

[7] AN J，LEE K S，KIM K M，et al. Clinical features and outcomes of patients with hepatocellular carcinoma complicated with bile duct invasion [J]. Clin Mol Hepatol，2017，23（2）：160-169.

[8] FENG J K，WU Y X，CHEN Z H，et al. The effect of bile duct tumor thrombus on the long-term prognosis of hepatocellular carcinoma patients after liver resection：a systematic review and meta-analysis [J]. Ann Transl Med，2020，8（24）：1683.

[9] WU J Y，SUN J X，WU J Y，et al. Impact of bile duct tumor thrombus on the long-term surgical outcomes of hepatocellular carcinoma patients：a propensity score matching analysis [J]. Ann Surg Oncol，2022，29（2）：949-958.

[10] WU J Y，SUN J X，BAI Y N，et al. Long-term outcomes of anatomic versus nonanatomic resection in hepatocellular carcinoma patients with bile duct tumor thrombus：a propensity score matching analysis [J]. Ann Surg Oncol，2021，28（12）：7686-7695.

[11] KIM D S，KIM B W，HATANO E，et al. Surgical outcomes of hepatocellular carcinoma with bile duct tumor thrombus：a Korea-Japan multicenter study [J]. Ann Surg，2020，271（5）：913-921.

[12] SATOH S，IKAI I，HONDA G，et al. Clinicopathologic evaluation of hepatocellular carcinoma with bile duct thrombi [J]. Surgery，2000，128（5）：779-783.

[13] HU X G，MAO W，HONG S Y，et al. Surgical treatment for hepatocellular carcinoma with bile duct invasion [J]. Ann Surg Treat Res，2016，90（3）：139-146.

[14] MOON D B，HWANG S，WANG H J，et al. Surgical outcomes of hepatocellular carcinoma with bile duct tumor thrombus：a Korean multicenter study [J]. World J Surg，2013，37（2）：443-451.

[15] CHOTIROSNIRAMIT A，LIWATTANAKUN A，JUNRUNGSEE S，et al. The benefit of curative liver resection with a selective bile duct preserving approach for hepatocellular carcinoma with macroscopic bile duct tumor thrombus [J]. Hepatobiliary Surg Nutr，2020，9（6）：729-738.

[16] FENG J K，CHEN Z H，WU Y X，et al. Comparison of different surgical interventions for hepatocellular carcinoma with bile duct tumor thrombus：a systematic review and meta-analysis [J]. Ann Transl Med，2020，8（23）：1567.

[17] ZENG H，XU LB，WEN JM，et al. Hepatocellular carcinoma with bile duct tumor thrombus：a clinicopathological analysis of factors predictive of recurrence and outcome after surgery [J]. Medicine（Baltimore），2015，94（1）：e364.

[18] ORIMO T，KAMIYAMA T，YOKOO H，et al. Hepatectomy for hepatocellular carcinoma with bile duct tumor thrombus，including cases with obstructive jaundice [J]. Ann Surg Oncol，2016，23（8）：2627-2634.

[19] XIANG Y J，SUN J X，WU J Y，et al. Recurrence hazard rate in patients with hepatocellular carcinoma and bile duct tumor thrombus：a multicenter observational study [J]. HPB（Oxford），2022，24（10）：1703-1710.

[20] IKENAGA N，CHIJIIWA K，OTANI K，et al. Clinicopathologic characteristics of hepatocellular carcinoma with bile duct invasion [J]. J Gastrointest Surg，2009，13（3）：492-497.

[21] SHAO W，SUI C，LIU Z，et al. Surgical outcome of hepatocellular carcinoma patients with biliary tumor thrombi [J]. World J Surg Oncol，2011，9：2.

[22] EBARA C，YAMAZAKI S，MORIGUCHI M，et al. Complete remission by transarterial infusion with

cisplatin for recurrent bile duct tumor thrombus of hepatocellular carcinoma: report of a case [J]. World J Surg Oncol, 2013, 11: 78.

[23] YAMAMOTO S, HASEGAWA K, INOUE Y, et al. Bile duct preserving surgery for hepatocellular carcinoma with bile duct tumor thrombus [J]. Ann Surg, 2015, 261 (5): e123-e125.

[24] UYLAS U, TOLAN H K, INCE V, et al. Living donor liver transplantation for hepatocellular carcinoma with bile duct tumor thrombi [J]. J Gastrointest Cancer, 2018, 49 (4): 510-512.

[25] KIM J M, KWON C H, JOH J W, et al. The effect of hepatocellular carcinoma bile duct tumor thrombi in liver transplantation [J]. Hepatogastroenterology, 2014, 61 (134): 1673-1676.

[26] LEE J S, KIM J, RHU J, et al. Long-term outcomes of liver transplantation in hepatocellular carcinoma with bile duct tumor thrombus: a comparison with portal vein tumor thrombus [J]. Cancers (Basel), 2023, 15 (17): 4225.

[27] HA T Y, HWANG S, MOON D B, et al. Long-term survival analysis of liver transplantation for hepatocellular carcinoma with bile duct tumor thrombus [J]. Transplant Proc, 2014, 46 (3): 774-777.

[28] LEE K W, PARK J W, PARK JB, et al. Liver transplantation for hepatocellular carcinoma with bile duct thrombi [J]. Transplant Proc, 2006, 38 (7): 2093-2094.

第六章

<<<<<<

肝癌合并胆管癌栓的围手术期管理

肝癌合并胆管癌栓患者大多需要行大面积肝切除以保证根治性切除，手术创伤大，同时部分患者合并梗阻性黄疸，无疑增加了手术风险。因此应加强围手术期管理，注重术前评估、术前准备、术中精准操作及预防术后并发症的发生，以改善其长期预后。

第一节 肝癌合并胆管癌栓的可切除性评估

一、术前可切除性评估

1. 体格检查 包括一般状况、营养状态、锁骨上淋巴结有无肿大、腹部有无肿块、肿块大小、质地、活动度、表面光滑程度、边缘情况、有无压痛，以及与呼吸运动的关系等。如果体检发现左锁骨上淋巴结肿大，可以行颈部彩超、活检以明确肿物性质，全身 PET/CT 检查了解有无远处转移。

2. 重要脏器功能检查 心、肺、肾等重要脏器功能检查，必要时行心脏彩超和肺功能检查。根据患者具体情况决定是否行一些特殊检查，如冠脉计算机体层血管成像（CT angiography，CTA）、24 小时动态心电图及动态血压监测等，可以请相应科室会诊，共同评估手术风险并制订术前准备方案。戒烟戒酒。术前进行呼吸训练，增加功能残气量，以降低术后肺部风险。

3. 肝功能评估 肝功能要求 Child-Pugh A/B 级，残余肝体积足够。对于术前梗阻性黄疸患者或合并急性胆管炎患者，建议积极术前胆道引流，将术前总胆红素水平降至 50μmol/L 以下，以减少术中术后出血及肝功能衰竭的可能。

4. 术前影像学检查 胸部 CT、肝脏超声及超声造影、肝脏 CT 增强扫描及三维血管重建、肝脏 MRI 增强扫描、MRCP、全身骨显像、PET/CT 检查等。术前影像学检查的主要目的是明确诊断和评估有无手术指征，并了解胆管癌栓范围及分型，决定具体手术方式。建议首选肝脏 MRI 增强扫描及 MRCP 以明确肝内有无转移、门静脉是否侵犯、胆管癌栓情况和腹腔淋巴结有无转移，从而判断肝脏肿瘤及胆管癌栓的可切除性。

术前可切除性评估主要包括 3 个方面：肝内病灶的可切除性、胆管癌栓的可切除性和有无远处转移。肝内病灶的可切除性评估包括病灶的完整性切除、肝功能、门静脉是否受累、肝硬化程度和残余肝体积等。超声造影、CT 或 MRI 增强扫描及 MRCP 基本可以了解胆管癌栓范围及分型，判断其可切除性。PET/CT 检查可以了解有无远处转移。除了上述 3 个方面，患者一般情况、营养状态及重要脏器功能（心、肝、肺、肾等）也是术前应重点评估的内容。

患者一般情况好(美国东部肿瘤协作组体能状态评分为 0~1 分)、肝功能良好(Child-Pugh A/B 级)、肝脏病灶及胆管癌栓完整性切除、有足够的残余肝体积及无远处转移者,均可考虑手术切除。

二、术中可切除性评估

1. 腹腔探查 包括:腹腔有无腹水,肝肿瘤的位置和大小、有无破裂及腹腔种植、与周围组织的关系,肝十二指肠韧带及腹腔干淋巴结有无肿大,肝硬化程度及残余肝脏有无转移灶等。

2. 术中超声检查 进一步明确肿瘤及癌栓的位置、范围、有无累及胆总管壁、预留肝脏有无转移灶等,以提高 R_0 切除率,减少术中残留。

第二节 肝癌合并胆管癌栓的术前肝功能评估

常用肝功能评估的方法有 Child-Pugh 分级、肝硬化程度评估、吲哚菁绿 15 分钟滞留率、终末期肝病模型评分系统等。其中 Child-Pugh 分级应用较为普遍,肝切除要求肝功能为 Child-Pugh A/B 级。吲哚菁绿 15 分钟滞留率能很好地反映原发性肝癌患者的肝脏储备功能。吲哚菁绿 15 分钟滞留率 <10%,可耐受 4 个肝段的大面积肝切除,10%~19% 时可耐受 2~3 个肝段的肝切除,≥20% 时仅能耐受局部小面积肝脏切除。终末期肝病模型评分系统除了可用于预测终末期肝病患者的死亡风险和供肝分配评价,还可以预测肝切除术后肝功能衰竭风险。

肝外型胆管癌栓可合并梗阻性黄疸,其高胆红素水平影响肝功能评估。建议积极胆道引流后,待血清总胆红素下降至 50μmol/L 之后再重新评估肝功能。

第三节 肝癌合并胆管癌栓的术前处理

一、梗阻性黄疸

肝内型胆管癌栓一般无梗阻性黄疸,其术前处理与一般肝癌处理无异。肝外型胆管癌栓合并以下情况应积极胆道引流:①合并急性胆管炎患者;②梗阻性黄疸时间 >4 周,合并明显营养不良尤其是高龄患者;③总胆红素水平 >50μmol/L。

梗阻性黄疸患者术前胆道引流的方法主要有 PTCD、内镜下鼻胆管引流术和支架置入。其中首选 PTCD,并且放置于预保留侧胆管,可以更好保护残留肝脏,同时也避免操作过程中所致肿瘤播散、癌栓出血及胆道感染等。

虽然胆道引流后的手术时机目前还存在争议,但按高位胆管梗阻来处理的观念趋于一致。有学者认为:总胆红素水平≤50μmol/L 或总胆红素下降水平大于 50%,且无胆道感染是行大面积肝切除术的先决条件。但也有日本学者主张肝癌合并胆管癌栓且伴有黄疸的患者术前黄疸指标应先降至正常,有利于安全施行大面积肝切除。

二、凝血功能

肝脏是调节凝血平衡的核心器官,绝大多数促凝因子与抗凝因子在肝内合成和代谢。

因肝癌合并胆管癌栓患者多合并黄疸或肝硬化，准确的凝血功能评估尤为重要。

凝血功能评估包括血常规、凝血因子消耗的相关指标（血浆凝血酶原时间、活化部分凝血活酶时间、国际标准化比值、纤维蛋白原浓度等）和纤溶系统活化的相关指标（纤维蛋白降解产物、D-二聚体）等。此外，对于存在明显凝血功能障碍的患者，推荐采用血栓弹力图等检测技术进一步评价和分析凝血功能。血栓弹力图能够提供凝血进程的主要信息：从纤维蛋白形成，纤维蛋白单体聚合，血小板的相互作用，最终到血凝块的回缩和溶解，并能够评估血小板功能和纤溶系统的变化，记录血栓形成的全过程，与患者的凝血因子、纤维蛋白原及血小板功能评估具有良好的相关性。

对凝血功能障碍的患者，必要时补充新鲜冰冻血浆、凝血因子、纤维蛋白原及血小板等，以确保围手术期安全。

三、营养状况

术前应常规评估肝癌合并胆管癌栓患者的营养状况，必要时进行营养支持，有助于减少围手术期应激反应及术后并发症，促进患者快速康复。

术前营养风险建议采用营养风险筛查2002（nutritional risk screening 2002，NRS 2002）评分，包括以下三个筛查指标：疾病严重程度评分、营养状况受损评分和年龄评分。具体评分标准：①疾病严重程度分为轻、中、重，并分别得1分、2分、3分；肝癌伴胆管癌栓手术为腹部重大手术，因此至少得2分。②营养状况受损评分也是分为1分、2分、3分；1分为过去3个月内的体重损失超过5%或食物摄入比正常低25%～50%；2分为一般情况差，或过去2个月内的体重损失超过5%或食物摄入比正常低50%～75%；3分为体重指数（body mass index，BMI）<18.5kg/m^{2}且一般情况差，或过去1个月内的体重损失超过5%，或3个月内的体重损失超过15%，或前1周食物摄入比正常低75%～100%。③年龄评分，年龄为70岁或以上的患者得1分。

NRS 2002评分为这三项总和分数，当NRS 2002评分≥3分即存在营养风险，需尽早开始营养干预。能量供给25～30kcal/（kg·d），蛋白质供给1.5～2.0g/（kg·d）。首选口服营养补充。当口服不能满足60%能量需求时，可依次选管饲肠内营养、部分肠外联合肠内营养治疗及全肠外营养治疗。当NRS 2002评分<3分即无营养风险，1周后复查评估。

第四节　肝癌合并胆管癌栓的术中注意事项

肝癌合并胆管癌栓的手术治疗，除了要关注肝癌切除过程中的注意事项，还要合理清除胆管癌栓，并减少术中、术后并发症的发生。本小节主要针对肝癌合并胆管癌栓手术切除过程中的无瘤技术、肝脏病灶与胆管癌栓处理的先后顺序、术中出血控制与预防进行阐述。

一、无瘤技术

无瘤技术是1954年医学家Cole等提出的概念，指的是在恶性肿瘤切除过程中，为防止或减少癌细胞脱落、播散或种植而采取的一系列措施。肝癌合并胆管癌栓切除过程中必须遵循无瘤技术。无瘤技术主要包括三大原则：①不切割原则，术中不直接切割肿瘤组织，一切操作均应在远离肿瘤的正常组织中进行，同时尽可能先切断进出肿瘤组织的血管；②整块切除原则,将肝癌病灶和胆管癌栓连续性整块切除;③无接触原则,手术过程中的任何操作均不接触肿瘤本身,包括局部的转移病灶。

二、肝脏病灶与胆管癌栓处理先后顺序

肝内型胆管癌栓,建议行肿瘤所在肝段或肝叶的解剖性切除。若不能获得足够肝叶切除范围或胆管切缘,可考虑行相应肝叶或半肝切除。首先处理目标肝蒂,再一体化切除肿瘤及相应病变胆管,可降低肿瘤残留及术后复发风险。

肝外型胆管癌栓,推荐先处理肝内病灶,再一体化联合切除胆管癌栓。具体如下:首先行前入路肝切除,离断患侧入肝血流、肝实质及肝静脉,仅剩患肝与肝外胆管相连时,再处理胆管癌栓。这样可以减少胆管癌栓在腹腔内的暴露时间,降低肿瘤残留及腹腔种植风险。

三、术中胆道出血的控制与预防

由于胆管癌栓血供来源于动脉,若癌栓破裂或取栓过程胆管壁出血,可导致胆道出血。术中可暂时行肝总动脉阻断后止血,或联合受侵胆管及所在肝叶切除止血。

保证胆管癌栓的一体化切除和避免癌栓残留是预防胆道出血的关键。

第五节　肝癌合并胆管癌栓的术后处理

一、术后一般处理

快速康复理念始终贯穿于肝癌合并胆管癌栓患者术后康复的全过程。

（一）生命体征的监测

术后常规心电监测 24～48 小时,监测心率、血压、呼吸、氧饱和度。如果术后出现心率偏快,血压降低,应查明原因,如急性失血所致贫血、补液不足、急性心功能不全、心律失常等,积极予以对症支持治疗,必要时请相应科室会诊协助诊治。

（二）术后快速康复

常规使用自控镇痛泵,术后镇痛治疗能减轻患者痛苦和心理负担,促进患者术后快速康复;术前不常规放置胃管,不灌肠;术后尽早拔除尿管;术后当天,患者麻醉苏醒后被动活动四肢,预防下肢深静脉血栓形成;术后第一天即可进食流质饮食;鼓励患者咳嗽、咳痰或吹气球进行呼吸锻炼,帮助患者翻身拍背;鼓励患者尽早下床活动。

（三）保持引流管通畅

保持引流管通畅,密切观察引流液的量和色泽。特别要注意观察有无活动性出血、胆漏等。妥善固定引流管,防止引流管扭曲或脱落,并定期更换引流袋。在拔除引流管前,常规行肝周 B 超或 CT 检查,以了解腹腔有无积液。必要时可查引流液细菌培养和淀粉酶等。

（四）抗生素

术前半小时预防性使用抗生素。手术时间超过 3 小时,或失血量大（＞1 500ml）,可手术中给予第 2 剂抗生素。如无特殊情况,术后不使用抗生素。

（五）凝血功能障碍

黄疸或术中大量出血患者,术后容易出现凝血功能障碍,必要时输注新鲜血浆、冷沉淀

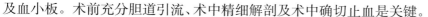

及血小板。术前充分胆道引流、术中精细解剖及术中确切止血是关键。

（六）维持水、电解质、酸碱平衡

术后监测血常规、肝肾功能、电解质、血气分析、血糖等。白蛋白较低者（<30g/L）应补充白蛋白并适当利尿。

（七）营养支持

术后患者的进食量不能满足机体所需能量，术后第一天可补充肠外营养，一般补充3～5天即可停用。BMI<30kg/m² 者，所需能量为 20～25kcal/（kg·d）；BMI≥30kg/m² 者，所需能量为正常需要量的 70%～80%。建议使用中长链脂肪乳，约占总能量的 30%～40%，严重应激时，可适当提高到 50%。必要时辅以肠内营养制剂。

（八）应激性溃疡的防治

术后 24～48 小时可以使用质子泵抑制剂，以减少应激性溃疡的发生。对于术前有消化性溃疡病史或者年龄偏大的患者，可适当延长质子泵抑制剂使用时间。

（九）术后抗凝治疗

肝癌患者本身处于高凝状态，术后若无出血倾向，尽早使用低分子量肝素皮下注射。我们常规在术后第1～2天使用低分子量肝素，以降低术后静脉血栓形成概率。

二、术后伴随疾病的处理

肝癌合并胆管癌栓患者可伴随高血压、冠心病、糖尿病、深静脉血栓等，术后要重视对伴随疾病的处理，减少伴随疾病相关并发症的发生。本小节主要对常见伴随疾病，如糖尿病和高血压的术后处理进行阐述。

（一）术后糖尿病管理

禁食阶段，术前有口服降糖药或注射胰岛素者，术后停用口服降糖药。使用胰岛素泵，每1～2 小时监测血糖。根据血糖水平调整胰岛素剂量，将血糖维持在 8.0～10.0mmol/L，并密切监测肝肾功能、酮体和电解质。根据情况决定是否输注静脉营养，注意输液中葡萄糖与胰岛素的比例控制在 3∶1～5∶1。

恢复进食后，可将胰岛素改为皮下注射，以静脉胰岛素用量的 80% 作为初始总剂量，基础胰岛素量和餐前胰岛素量各占 1/2，建议采用三餐前短效胰岛素和睡前长效胰岛素的治疗方案。待患者饮食恢复后，指导患者饮食，定时定量，根据血糖情况决定继续注射胰岛素或改为口服降糖药物治疗。在稳定血糖的同时，避免低血糖的发生。

（二）术后高血压管理

肝癌合并胆管癌栓术后高血压的原因有术前合并高血压、手术应激和术后疼痛、补液量过多、焦虑与恐惧、尿潴留等。术前合并高血压表现为持续性，手术等原因所致高血压常表现为一过性。

术后高血压的治疗包括：

1. 术后血压严密监测　术后应立即予以心电监测，每1～2 小时记录血压 1 次，平稳后每2～4 小时记录 1 次，监测24～48 小时。

2. 镇痛治疗　由于麻醉药的消散、切口疼痛所导致的高血压，术后应常规予以镇痛处理，以减少疼痛刺激导致的血压波动。

3. 消除患者的焦虑与恐惧　医护人员应多关心和耐心开导患者，解除焦虑情绪。

4. 药物降压　常用的药物包括钙通道阻滞剂、血管紧张素转化酶抑制剂（angiotensin converting enzyme inhibitor，ACEI）、β受体拮抗剂等。药物的选择取决于患者的术前用药、具体情况和高血压的类型。常用口服降压药物有：卡托普利、硝苯地平、尼卡地平等。卡托普利具有起效快、疗效肯定、价格较低等优点，已成为临床最常用的 ACEI 类降压药。硝苯地平应用于术后高血压治疗效果欠佳，可能原因为术后应激产生大量的儿茶酚胺，而硝苯地平本身也具有兴奋交感神经系统的作用。尼卡地平适合有冠心病、心肌缺血的患者。静脉用药有硝酸甘油、乌拉地尔、艾司洛尔等。硝酸甘油为术后高血压的首选静脉用药，降压效果良好；乌拉地尔主要用于伴有心功能不全的术后高血压；艾司洛尔对术后高血压伴心率较快者较适合。恶性高血压降压治疗可请心内科协助诊治。

第六节　肝癌合并胆管癌栓术后并发症的防治

　　肝癌合并胆管癌栓患者术后常见并发症包括腹腔内出血、胆漏、肝功能衰竭、胆道出血、上消化道出血、胸水、腹水、腹腔和肺部感染等。其中腹腔内出血、胆漏及肝功能衰竭是导致患者肝切除术后死亡的重要原因，本节主要介绍这 3 种严重并发症的防治。

一、术后腹腔内出血的防治

（一）原因及临床表现

　　腹腔内出血是肝切除术后的最常见且严重的并发症，也是肝切除术死亡的主要原因之一。按肝切除术后腹腔内出血的原因可分为三类：血管性出血、凝血功能异常出血、继发感染出血。

　　1. 血管性出血　多发生在术后 1～3 天，主要原因有术中止血不彻底、能量器械凝闭血管残端焦痂脱落、血管结扎线脱落、术中出血未及时发现等。表现为腹腔引流管引流大量鲜红色血液，可出现血压下降、心率增快等失血性休克表现。

　　2. 凝血功能异常出血　多发生在术后 3～5 天，主要原因有术后肝功能衰竭、术中大量出血、术中输注大量库存血等。表现为腹腔引流管引流大量不凝血，伴有切口渗血或皮下瘀斑，血小板下降或凝血功能检查异常。

　　3. 继发感染出血　多发生在术后 7～10 天，主要原因有术后坏死组织脱落所致出血、局部严重感染腐蚀血管等。表现为腹腔内出血量较小，混有脓液，可伴有感染症状。

（二）诊断

　　出现以下情况应考虑肝切除术后腹腔内出血：①手术后出现休克表现（神志淡漠、四肢湿冷、收缩压＜90mmHg、脉压＜20mmHg、心率＞100 次 /min）；②腹腔引流管内引流大量鲜红血性液体或不凝血；③腹腔穿刺抽出新鲜不凝血；④血红蛋白进行性下降。腹胀是腹腔内大量出血的晚期表现。腹腔引流管未引流血性液体也不能排除腹腔出血，有可能引流管折叠或被血凝块堵塞，诊断性腹腔穿刺及腹腔 B 超有助于诊断。

（三）治疗

　　目前关于肝切除术后腹腔内出血的手术适应证问题尚无统一标准。我们认为血管性出血所致腹腔内出血一旦确诊，应积极手术探查，不能一味地保守治疗，以免延误病情，丧失手术时机。积极术前准备的同时，立即给予输液、输血、抗休克等治疗。

　　如果是凝血功能障碍所致腹腔出血，则不宜手术，应积极补充新鲜冰冻血浆、凝血因子、纤维蛋白原及血小板等。必要时使用重组活化凝血因子Ⅶ，可以多方面改善凝血异常，挽救患者生命。

继发感染出血所致腹腔内出血，应采取抗感染、通畅引流等治疗措施。若腐蚀血管导致血管性出血，应立即开腹手术治疗。取原手术切口进入腹腔，寻找血凝块，血凝块最多的位置就是出血部位。吸尽血凝块，找到出血点，用血管缝线予以缝合；如果找不到出血点，应等待血压升高后再次寻找；若创面弥漫性渗血，创面覆以纤丝速即纱、止血粉等有助于止血；如果以上措施无效，可用纱布局部填塞止血。

常见的出血部位有：肝断面（门静脉、肝静脉及肝动脉）、胆囊床及胆囊血管、膈肌创面、下腔静脉、肝周韧带等。

（四）预防

肝切除术后腹腔内出血的预防措施有：①术前改善肝功能，纠正低白蛋白血症，力争达到 Child-Pugh A 级；②术前梗阻性黄疸患者，积极胆道引流，将胆红素降至正常水平，有助于降低术中及术后出血风险；③凝血功能不良者，术前应输注新鲜冰冻血浆、纤维蛋白原等改善凝血功能；④术前及术后应用维生素 K_1，促进凝血因子的合成；⑤术中精细解剖、血管结扎牢靠、创面确切止血；⑥减少术中出血及库血用量；⑦避免大块肝组织结扎；⑧合理使用电刀和超声刀等止血器械；⑨术后保持引流管通畅、积极抗感染等。

二、术后胆漏的防治

胆漏是肝切除术后主要并发症之一，发生率约 3.6%～33.0%。胆漏处理相对比较复杂，处理不当可能导致膈下脓肿、弥漫性腹膜炎，甚至危及患者生命。因此，对肝切除术后胆漏的防治具有重要的临床意义。

（一）原因

肝切除术后胆漏常见的原因有：①胆管在术中处理欠佳，如缝合或结扎不牢靠；②胆管断端处理欠佳，如缝合处渗漏或狭窄；③术中已损伤的胆管未发现；④胆管缺血坏死所致胆漏；⑤营养不良。

（二）临床表现

肝切除术后常规会放置引流管，引流管可见胆汁样液体流出。如果引流管不通畅或堵塞，胆汁会聚集于肝周间隙，形成脓肿，可引起高热、脉搏增快、顽固性呃逆，甚至呼吸困难。如果胆漏量比较大，可引起胆汁性腹膜炎。

（三）诊断

目前肝切除术后胆漏的诊断标准有 Tanaka 标准和 Sadamori 标准，前者是指引流液胆红素浓度持续 >200mg/L 或每日引流量中总胆红素量 >1 500mg 且超过 2 天；后者是指术后连续 7 天腹腔引流管引流出肉眼可见的胆汁。其中 Tanaka 标准更为简单实用。大量胆漏是术后引流出肉眼可见的胆汁量超过 100ml/d，且未见明显减少。

部分患者或因引流管不通畅导致无胆汁样液体流出，但术后早期出现发热、右上腹腹膜炎、膈下积液，经皮穿刺抽出胆汁样液体也可以明确诊断。及时复查腹水超声或上腹部 CT 有助于明确有无积液。

（四）治疗

肝切除术后胆漏的治疗主要在于通畅引流。如引流管通畅，可以给予抗感染、营养支持、生长抑素等非手术治疗，大多数胆漏可以自行愈合；引流管不通畅或已形成膈下脓肿，可在超声引导下经皮放置引流管；如果每日胆汁引流量过大且无减少趋势，持续时间长（>2周），可考虑内镜下置鼻胆管引流或胆管支架置入，或行经皮肝穿刺胆管引流术；除非急性弥漫性腹膜炎、胆漏时间太长（>3个月），一般不选择手术治疗。

（五）预防

肝切除术后胆漏的预防措施有：①术前精细评估，了解有无胆道变异。②精细缝合胆管，精细的缝合有助于降低胆漏及胆道狭窄的风险。③术中尽早发现，及时处理；术中应精细解剖，避免胆管损伤；发生胆管损伤后尽量采用 PDS 缝线缝合，以减轻胆管炎症反应；关腹前行白纱布试验检查有无胆漏（取干净白纱布垫于肝断面，如黄染则为胆漏）；必要时行术中胆漏试验（向胆管内注入生理盐水或亚甲蓝或白色脂肪乳等，以观察肝断面有无胆漏）。④保持腹腔引流管通畅，术后对引流液细致观察，及时调整引流管位置。⑤营养支持，特别对术前存在营养不良患者，术后应加强营养支持治疗。

三、术后肝功能衰竭的防治

肝切除术后肝功能衰竭的发生率为 1%～30% 不等，而大多数在 7% 左右。其发生率波动较大的原因部分是由于肝切除术后肝功能衰竭的定义不统一。

Jarnagin 等对肝切除术后肝功能衰竭的定义为：非胆道阻塞或胆漏所致的持续性高胆红素血症，临床表现为腹水、凝血功能障碍、肝性脑病等。2005 年，Balzan 等提出的 50-50 标准将术后肝功能衰竭定义为：术后第 5 天凝血酶原时间 <50%（国际标准化比值 >1.7）和血清总胆红素 >50μmol/L。2010 年国际肝脏外科学组对肝切除术后肝功能衰竭进行了明确定义：是指术后发生的肝脏合成、排泄及解毒功能不全，临床表现为术后第 5 天后出现的国际标准化比值升高、高胆红素血症，排除胆道梗阻等原因；并将术后肝衰竭的严重程度主要分为三个等级（A、B、C）：A 级肝衰竭是导致异常的实验室指标，但不需要改变患者的临床管理；B 级肝衰竭是导致偏离常规的临床管理，但仍是可控的非侵入性治疗；C 级肝衰竭是导致偏离常规的临床管理和要求侵入性治疗。目前国际上认可度和接受率较高的是这两种标准。

国内主要以《肝硬化患者肝切除术后肝功能不全的预防与治疗专家共识（2019 版）》为标准：术后出现Ⅱ度以上肝性脑病伴有凝血功能障碍、黄疸进行性加重等。

（一）危险因素

肝切除术后肝功能衰竭的危险因素大体可分为三类：①患者相关的危险因素，包括男性、高龄、合并症、营养不良等；②肝脏相关危险因素，包括黄疸、肝硬化、脂肪肝、化疗相关肝损伤、活动性肝炎及残余肝体积过小等；③手术相关的危险因素，包括术中大出血和输血量过多、缺血再灌注损伤、长时间的深度麻醉等。

（二）临床表现

肝切除术后肝功能衰竭可发生于肝切除术后几天内，也可于术后几周甚至几个月时发生。临床多表现为数周或数月内肝功能渐进性恶化，也可呈现急性暴发性肝衰竭。肝切除术后肝功能衰竭可表现为：①肝性脑病，又称肝昏迷，为肝功能衰竭最具有特征性的表现。睡眠节律颠倒、语言重复、不能构思、定向障碍、行为异常、随地便溺等均为肝性脑病的征兆。逐渐发展为兴奋或嗜睡，终至昏迷。②黄疸。开始见尿色加深，很快出现皮肤、黏膜及巩膜的黄染，并迅速加深。患者呼出气中有一种霉烂的臭味，即肝臭。③出血。由于肝脏制造凝血因子功能障碍，以及内毒素血症激活凝血系统等因素，可出现皮肤出血点、瘀斑、鼻出血、牙龈出血，少数情况下还可能出现上消化道出血等症状。④腹水。门静脉高压、血浆白蛋白降低等因素导致患者出现少至中量的腹水。⑤多器官功能不全或衰竭。肾功能障碍，表现为肝肾综合征或急性肾小管坏死；肺功能不全表现为肺水肿、急性肺损伤、急性呼吸窘迫综合征或肝肺综合征；由于毛细血管舒张和通透性增加，有效循环血容量减少，出现休克，严重时循环衰竭。

（三）治疗

肝切除术后肝功能衰竭应积极予以处理：①首先停用或少用具有肝毒性的药物；②给予吸氧、高渗葡萄糖、输注人血清白蛋白、新鲜冰冻血浆等支持治疗；③给予支链氨基酸、维生素、乙酰谷氨酰胺等保肝治疗；④应用促进肝细胞再生的药物；⑤维持水、电解质和酸碱平衡；⑥应用广谱抗生素抑制肠道细菌生长、灌肠、乳果糖口服溶液等降低血氨治疗；⑦预防应激性溃疡；⑧维护重要脏器功能。除了上述治疗外，还有血浆置换术、人工肝、肝细胞移植及肝移植等治疗手段，本节不再予以赘述。

（四）预防

1. 准确的术前评估　一旦发生肝切除术后肝功能衰竭，预后极差。因此，准确的术前评估对减少术后肝功能衰竭的发生显得尤为重要。

（1）肝脏储备功能的评估：肝脏储备功能评估常用的方法有 Child-Pugh 分级、肝硬化程度评估、吲哚菁绿 15 分钟滞留率、终末期肝病模型评分系统等，详见本章第二节。

（2）残余肝体积的评估：术前对残余肝体积（future liver remnant，FLR）进行预测可以显著降低术后肝功能衰竭的风险。FLR 的预测主要依靠 CT 和 MRI，其中 CT 应用最为广泛。一般正常肝脏行肝切除术要求 FLR/ 标准肝体积（standard liver volume，SLV）＞30%，而伴有慢性肝病或肝硬化背景下行肝切除术则要求 FLR/SLV＞40%。

（3）增加残余肝体积的方法：对于一些术前残余肝体积较小患者，可以术前采取一些措施以增大残余肝体积，避免肝切除术后发生肝功能衰竭。最常用的增加残余肝体积的方法有门静脉栓塞术（portal vein embolization，PVE）、门静脉结扎术、肝静脉剥夺术（liver venous deprivation，LVD）及联合肝脏分割和门静脉结扎的分阶段肝切除术（associating liver partition and portal vein ligation for staged hepatectomy，ALPPS）。

PVE 因其安全性和简便性，已成为临床上增大残余肝体积的常用方法。PVE 是指栓塞剂栓塞拟切除侧门静脉，以期预留肝脏增生，获得二次手术切除的机会。门静脉结扎术是指手术结扎拟切除侧门静脉，需要在开腹或腹腔镜下完成，增加了患者创伤，但预留肝脏增生较 PVE 更为明显。但是 PVE 和门静脉结扎术均有同样的缺点：仅堵塞拟切除侧门静脉，没有离断肝实质。由于拟切除侧和预留侧肝组织间仍存在交通支，FLR 得不到最有效的增生，需要较长时间才能获得足够的 FLR。特别是我国肝癌患者多合并肝硬化，其需要更久的时间才能获得足够的 FLR，等待期间往往患者肿瘤进展而无法实施根治性手术。

为了解决这个问题，ALPPS 应运而生。2012 年 Schnitzbauer 等详细报道了这一术式。手术分为两步，第一次手术结扎患侧门静脉，同时对拟切除肝组织离断；待 FLR 足够时，第二次手术切除病肝，增加了残余肝体积，降低术后肝衰竭的风险。目前，为了有效安全地施行 ALPPS，国内外学者也对其做了些改进，如绕肝止血带法、部分离断 ALPPS 术、经皮微波或射频消融肝实质分隔联合门静脉栓塞的分阶段肝切除术、末梢门静脉栓塞术等，减少了 ALPPS 术后胆瘘、出血等并发症的发生。

因为肝脏有自身调节功能，PVE 后肝动脉缓冲效应将发挥作用，此时 PVE 后患侧肝动脉血流将会增加。因此，在 2016 年 Guiu 等在 PVE 的同时联合肝静脉栓塞术，并命名为 LVD。通过联合栓塞患侧肝静脉，导致患肝淤血，肝窦内压力增加从而限制了患侧肝动脉血流量。这样既有少量动脉血维持患肝的肝脏灌注，同时也减小了动脉血流对患侧肝脏及肿瘤的影响。从而刺激 FLR 的有效增生。

2. 积极术前准备 术前对患者营养状况进行评估，营养不良患者术前应给予营养支持；纠正低白蛋白血症，必要时输注白蛋白；输注红细胞以改善贫血；凝血功能障碍者可输注凝血因子、新鲜冰冻血浆及维生素 K 等。

3. 精细的术中操作 ①术中精细操作，减少对正常肝组织的损伤；②合理使用断肝器械，如全频超声乳化吸引刀（cavitron ultrasonic surgical aspirator，CUSA）、超声刀等，减少术中出血；③间歇性全肝血流阻断或选择性肝血流阻断，减少术中出血及输血量。

4. 积极的术后处理 ①尽早发现肝功能衰竭，及时处理；②去除病因，控制感染及出血；③合理应用护肝药物；④积极营养支持，保证机体摄入足够的能量；⑤补充白蛋白，纠正低白蛋白血症；⑥鼓励患者尽早进食和下床活动，促进胃肠道功能恢复；⑦维持水、电解质和酸碱平衡；⑧维护心、肺、肾等重要脏器功能。

（吴嘉艺）

参 考 文 献

[1] KIM D S, KIM B W, HATANO E, et al. Surgical outcomes of hepatocellular carcinoma with bile duct tumor thrombus: a Korea-Japan multicenter study [J]. Ann Surg, 2020, 271 (5): 913-921.

[2] SHIOMI M, KAMIYA J, NAGINO M, et al. Hepatocellular carcinoma with biliary tumor thrombi: aggressive operative approach after appropriate preoperative management [J]. Surgery, 2001, 129 (6): 692-698.

[3] IKEDA Y, MATSUMATA T, ADACHI E, et al. Hepatocellular carcinoma of the intrabiliary growth type [J]. Int Surg, 1997, 82 (1): 76-78.

[4] LIU Q Y, HUANG S Q, CHEN J Y, et al. Small hepatocellular carcinoma with bile duct tumor thrombi: CT and MRI findings [J]. Abdom Imaging, 2010, 35 (5): 537-542.

[5] WU J Y, HUANG L M, BAI Y N, et al. Imaging features of hepatocellular carcinoma with bile duct tumor thrombus: a multicenter study [J]. Front Oncol, 2021, 11: 723455.

[6] ZHANG W, FANG C, LIU H, et al. FDG PET/CT imaging of hepatocellular carcinoma with bile duct tumor thrombus [J]. Clin Nucl Med, 2019, 44 (2): 130-132.

[7] PUGH R N, MURRAY-LYON I M, DAWSON J L, et al. Transection of the oesophagus for bleeding oesophageal varices [J]. Br J Surg, 1973, 60 (8): 646-649.

[8] 徐霞, 王雪瑞, 贺秀红, 等. 应用 ARFI 技术评估肝脏纤维化和肝占位患者术前肝储备功能 [J]. 放射学实践, 2016, 31 (9): 881-885.

[9] OKOCHI O, KANEKO T, SUGIMOTO H, et al. ICG pulse spectrophotometry for perioperative liver function in hepatectomy [J]. J Surg Res, 2002, 103 (1): 109-113.

[10] KAMATH P S, WIESNER R H, MALINCHOC M, et al. A model to predict survival in patients with end-

stage liver disease [J]. Hepatology，2001，33（2）：464-470.

[11] 董家鸿，郑树森，陈孝平，等. 肝切除术前肝脏储备功能评估的专家共识（2011 版）[J]. 中华消化外科杂志，2011，10（1）：20-25.

[12] TNG R，ZHANG X J，LIAO M J，et al. Optimized liver resection range and perioperative safety in patients with high levels of indocyanine green R15 [J]. Hepatobiliary Pancreat Dis Int，2020，19（5）：495-498.

[13] SUN J，WU J，SHI J，et al. Thrombus-first surgery for hepatocellular carcinoma with bile duct tumor thrombus [J]. J Gastrointest Surg，2021，25（8）：1973-1979.

[14] WONG T C，CHEUNG T T，CHOK K S，et al. Outcomes of hepatectomy for hepatocellular carcinoma with bile duct tumour thrombus [J]. HPB（Oxford），2015，17（5）：401-408.

[15] ORIMO T，KAMIYAMA T，YOKOO H，et al. Hepatectomy for hepatocellular carcinoma with bile duct tumor thrombus，including cases with obstructive jaundice [J]. Ann Surg Oncol，2016，23（8）：2627-2634.

[16] SUN J，WU J，LIU C，et al. Typing of biliary tumor thrombus influences the prognoses of patients with hepatocellular carcinoma [J]. Cancer Biol Med，2021，18（3）：808-815.

[17] 宋景春，张伟，张磊，等. 重症患者凝血功能障碍标准化评估中国专家共识 [J]. 解放军医学杂志，2022，47（2）：107-117.

[18] 急性出血性凝血功能障碍诊治专家共识组，邵勉，薛明明，等. 急性出血性凝血功能障碍诊治专家共识 [J]. 中华急诊医学杂志，2020，29（6）：780-787.

[19] American Society of Anesthesiologists Task Force on Perioperative Blood Management. Practice guidelines for perioperative blood management：an updated report by the American Society of Anesthesiologists Task Force on Perioperative Blood Management [J]. Anesthesiology，2015，122（2）：241-275.

[20] 中华医学会肠外肠内营养学分会，中国医药教育协会加速康复外科专业委员会. 加速康复外科围术期营养支持中国专家共识（2019 版）[J]. 中华消化外科杂志，2019，18（10）：897-902.

[21] 中华医学会外科学分会，中华医学会麻醉学分会. 加速康复外科中国专家共识及路径管理指南（2018 版）[J]. 中国实用外科杂志，2018，38（1）：1-20.

[22] WU J Y，SUN J X，LAU W Y，et al. Surgical resection for hepatocellular carcinoma with bile duct tumor thrombus [J]. Surgery，2021，169（6）：1424-1426.

[23] FENG J K，WU Y X，CHEN Z H，et al. The effect of bile duct tumor thrombus on the long-term prognosis of hepatocellular carcinoma patients after liver resection：a systematic review and meta-analysis [J]. Ann Transl Med，2020，8（24）：1683.

[24] WU J Y，SUN J X，BAI Y N，et al. Long-term outcomes of anatomic versus nonanatomic resection in hepatocellular carcinoma patients with bile duct tumor thrombus：a propensity score matching analysis [J]. Ann Surg Oncol，2021，28（12）：7686-7695.

[25] FENG J K，CHEN Z H，WU Y X，et al. Comparison of different surgical interventions for hepatocellular carcinoma with bile duct tumor thrombus：a systematic review and meta-analysis [J]. Ann Transl Med，2020，8（23）：1567.

[26] KASAI Y，HATANO E，SEO S，et al. Hepatocellular carcinoma with bile duct tumor thrombus：surgical outcomes and the prognostic impact of concomitant major vascular invasion [J].World J Surg，2015，39（6）：1485-1493.

[27] NAVADGI S，CHANG C C，BARTLETT A，et al. Systematic review and meta-analysis of outcomes after

liver resection in patients with hepatocellular carcinoma（HCC）with and without bile duct thrombus [J]. HPB（Oxford），2016，18（4）：312-316.

[28] MOON D B，HWANG S，WANG H J，et al. Surgical outcomes of hepatocellular carcinoma with bile duct tumor thrombus：a Korean multicenter study [J].World J Surg，2013，37（2）：443-451.

[29] SMITH J E. The use of recombinant activated factor Ⅶ（rFⅦa）in the management of patients with major haemorrhage in military hospitals over the last 5 years [J]. Emerg Med J，2013，30（4）：316-319.

[30] TANAKA S，HIROHASHI K，TANAKA H，et al. Incidence and management of bile leakage after hepatic resection for malignant hepatic tumors [J]. J Am Coll Surg，2002，195（4）：484-489.

[31] SADAMORI H，YAGI T，SHINOURA S，et al. Risk factors for major morbidity after liver resection for hepatocellular carcinoma [J].Br J Surg，2013，100（1）：122-129.

[32] HOEKSTRA L T，VAN GULIK T M，GOUMA D J，et al. Posthepatectomy bile leakage：how to manage [J]. Dig Surg，2012，29（1）：48-53.

[33] JARNAGIN W R，GONEN M，FONG Y，et al. Improvement in perioperative outcome after hepatic resection：analysis of 1803 consecutive cases over the past decade [J]. Ann Surg，2002，236（4）：397-407.

[34] ZHANG G W，LIN J H，QIAN J P，et al. Analyzing risk factors for early postoperative bile leakage based on Clavien classification in bile duct stones [J]. Int J Surg，2014，12（8）：757-761.

[35] BALZAN S，BELGHITI J，FARGES O，et al. The "50-50 criteria" on postoperative day 5：an accurate predictor of liver failure and death after hepatectomy [J]. Ann Surg，2005，242（6）：824-828.

[36] RAHBARI N N，GARDEN O J，PADBURY R，et al. Posthepatectomy liver failure：a definition and grading by the International Study Group of Liver Surgery（ISGLS）[J]. Surgery，2011，149（5）：713-724.

[37] CUCCHETTI A，ERCOLANI G，CESCON M，et al. Recovery from liver failure after hepatectomy for hepatocellular carcinoma in cirrhosis：meaning of the model for end-stage liver disease [J]. J Am Coll Surg，2006，203（5）：670-676.

[38] D'ONOFRIO M，DE ROBERTIS R，DEMOZZI E，et al. Liver volumetry：Is imaging reliable? Personal experience and review of the literature [J]. World J Radiol，2014，6（4）：62-71.

[39] AZOULAY D，CASTAING D，KRISSAT J，et al. Percutaneous portal vein embolization increases the feasibility and safety of major liver resection for hepatocellular carcinoma in injured liver [J]. Ann Surg，2000，232（5）：665-672.

[40] VYAS S，MARKAR S，PARTELLI S，et al. Portal vein embolization and ligation for extended hepatectomy [J]. Indian J Surg Oncol，2014，5（1）：30-42.

[41] MAKUUCHI M，THAI BL，TAKAYASU K，et al. Preoperative portal embolization to increase safety of major hepatectomy for hilar bile duct carcinoma：a preliminary report [J].Surgery，1990，107（5）：521-527.

[42] PERARNAU J M，DARADKEH S，JOHANN M，et al. Transjugular preoperative portal embolization （TJPE）a pilot study [J]. Hepatogastroenterology，2003，50（51）：610-613.

[43] KIANMANESH R，FARGES O，ABDALLA E K，et al. Right portal vein ligation：a new planned two-step all-surgical approach for complete resection of primary gastrointestinal tumors with multiple bilateral liver metastases [J]. J Am Coll Surg，2003，197（1）：164-170.

[44] GUIU B，CHEVALLIER P，DENYS A，et al. Simultaneous trans-hepatic portal and hepatic vein embolization before major hepatectomy：the liver venous deprivation technique [J]. Eur Radiol，2016，26（12）：4259-4267.

[45] SCHNITZBAUER A A, LANG S A, GOESSMANN H, et al. Right portal vein ligation combined with in situ splitting induces rapid left lateral liver lobe hypertrophy enabling 2-staged extended right hepatic resection in small-for-size settings [J]. Ann Surg, 2012, 255（3）: 405-414.

[46] CAI X, PENG S, DUAN L, et al. Completely laparoscopic ALPPS using round-the-liver ligation to replace parenchymal transection for a patient with multiple right liver cancers complicated with liver cirrhosis [J]. J Laparoendosc Adv Surg Tech A, 2014, 24（12）: 883-886.

[47] HONG DE F, ZHANG Y B, PENG S Y, et al. Percutaneous microwave ablation liver partition and portal vein embolization for rapid liver regeneration: a minimally invasive first step of ALPPS for hepatocellular carcinoma [J]. Ann Surg, 2016, 264（1）: e3.

[48] PENG S Y, WANG X A, HUANG C Y, et al. Evolution of associating liver partition and portal vein ligation for staged hepatectomy: Simpler, safer and equally effective methods [J]. World J Gastroenterol, 2017, 23（23）: 4140-4145.

第七章

<<<<<<<

肝癌合并胆管癌栓的介入治疗

肝癌合并胆管癌栓的介入治疗包括血管介入和非血管介入，前者主要指 TACE 和经导管肝动脉灌注化疗（hepatic arterial infusion chemotherapy，HAIC）；后者包括 PTCD、经皮肝穿刺胆道支架成形术、经皮穿刺放射性粒子植入术、胆道支架成形术联合放射性 ^{125}I 粒子 / 粒子条植入术、经皮射频 / 微波 / 冷冻 / 无水乙醇注射消融治疗；亦可采用血管介入联合非血管介入治疗等。

临床上肝癌多侵犯血管形成血管癌栓，但也可以侵犯胆管形成胆管癌栓，文献报道其发生率为 0.5%～12.9%。该类患者可有原发性肝癌和梗阻性黄疸两种表现。胆管癌栓可沿肝内胆管向肝门部胆管延伸，甚至阻塞胆总管导致黄疸、急性胆管炎、胆道出血等。

手术切除是治疗肝癌合并胆管癌栓首选治疗方式，去除原发灶的同时解除胆道梗阻。但对于一些不能手术切除的肝癌合并胆管癌栓患者，可以采用一些非手术治疗方法，如 TACE、HAIC、胆道支架 / 放射性 ^{125}I 粒子支架置入术、靶向免疫治疗等。

介入联合治疗是不可切除肝癌合并胆管癌栓患者的首选方法。部分胆管癌栓患者行胆道引流术后，可联合射频消融、支架内放置放射性 ^{125}I 粒子、放疗、系统治疗等治疗方法。随着介入治疗手段的进步，综合治疗必将大大提高肝癌合并胆管癌栓患者的临床疗效。

第二节 肝癌合并胆管癌栓的非血管介入治疗

肝癌合并胆管癌栓，特别是肝外型胆管癌栓患者，部分以梗阻性黄疸为首发临床表现。胆管癌栓导致胆管梗阻诱发的胆汁淤积，容易使肝细胞肿胀坏死，从而诱发高胆红素血症、胆酸盐血症及内毒素血症等。胆道引流有利于控制胆道感染、改善肝功能、纠正凝血功能障碍等，也是手术切除或实施其他非手术治疗的前提。因此，胆道引流是治疗合并梗阻性黄疸胆管癌栓患者的重要治疗手段。

胆道引流的方法有：①外引流，如 PTCD；②内引流，如胆管支架内引流。胆管支架主要有塑料支架、金属支架及可降解支架三种。因放置方式不同分为经皮和经内镜两种。

一、胆道引流

（一）适应证

胆道引流的适应证包括：①不能手术切除的肝癌合并胆管癌栓所导致的梗阻性黄疸；

②胆道梗阻导致的败血症；③梗阻性黄疸患者手术前的胆道引流；④作为其他治疗的一种辅助治疗措施。

（二）禁忌证

胆道引流的禁忌证包括：①不能纠正的凝血功能障碍。②脓毒血症及败血症是相对禁忌证。非胆道感染引起的败血症给予足量抗生素控制感染后仍可行 PTCD。③大量腹水。大量腹水不但会增加穿刺胆道的难度，而且在放置引流管后，一方面腹水会沿引流管外渗；另一方面，腹水增加可能导致引流管脱落，引起胆汁性腹膜炎。故对于大量腹水患者，PTCD 应选择在有效控制腹水以后，或腹腔置管引流待腹水消退后进行。如果肝左叶与前腹壁紧贴，又必须引流时，仍可慎重选择左肝管途径引流。④肝内胆汁淤积性黄疸。

（三）胆道引流方法的选择

1. PTCD　PTCD 是可切除肝癌合并胆管癌栓胆道引流的首选治疗方式。PTCD 术前影像学检查包括超声、CT 与 MRI 增强扫描，可明确梗阻性黄疸所梗阻部位，并提示梗阻原因。MRCP 能够整体显示扩张胆道相关的立体关系，方便实施 PTCD 的穿刺路径、置管位置及后续支架成形术的治疗。PTCD 主要适用于肝癌合并胆管癌栓所致胆道梗阻患者，能直观监测胆汁引流效果，减轻黄疸症状，改善肝功能，但易诱发水电解质紊乱，出现引流管堵塞或脱落等。

2. 胆道支架成形术　不可切除肝癌合并胆管癌栓患者的胆道引流首选胆道内支架，可通过经皮胆道穿刺置入或 ERCP 置入。

目前，经皮肝穿刺胆道支架成形术（图 7-1），已成为恶性梗阻性黄疸的有效姑息性治疗手段。与外引流相比，胆管支架内引流可减少水、电解质和酸碱平衡紊乱，方便患者的日常生活和工作，减轻心理负担，从而提高生活质量。此外，置入支架后可使胆道引流接近生理状态，消除黄疸的效果更加可靠。胆管支架内引流的主要缺点为恶性肿瘤生长易导致支架内再狭窄。文献报道金属支架的通畅时间较塑料支架延长 1～3 个月。

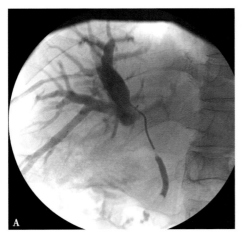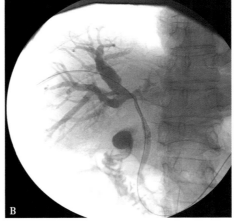

图 7-1　经皮肝穿刺胆道支架成形术
A. 经皮肝穿刺胆道造影；B. 经皮肝穿刺胆道支架成形术。

二、放射性 ^{125}I 粒子植入治疗

（一）经皮穿刺放射性粒子植入术

放射性粒子组织间植入是局部控制恶性肿瘤的治疗方法。将微型放射性籽源植入肿瘤组织内或受侵犯的组织中，持续发出低能 X 射线或 γ 射线。通过持续低剂量辐射作用，使肿瘤组织遭受最大程度杀伤。随着计算机治疗计划系统、术后分析系统和新的放射性核素的出现，这一技术得以进一步发展和完善。B 超、CT 三维计算机治疗计划系统的应用技术和粒子植入技术快速发展，粒子治疗定位更加精确，剂量分布更均匀更合理。放射性 ^{125}I 粒子是目前临床最常用的放射性粒子。我国是在 2002 年经卫生行政部门批准后，临床引进和应用放射性 ^{125}I 粒子植入治疗技术，发展颇为迅速。该方法用于治疗多种原发性肿瘤和转移癌，包括肝癌合并胆管癌栓的介入治疗。经皮穿刺放射性粒子植入的治疗包括：经皮穿刺肝脏病灶、经皮穿刺胆管癌栓、经皮穿刺肝外病灶及淋巴结转移等。

（二）适应证

肝癌合并胆管癌栓放射性 ^{125}I 粒子植入的适应证包括：①不适宜外科手术治疗的患者；②手术或 TACE 术后残余活性灶及癌栓的治疗；③术后转移灶、淋巴结的治疗；④配合胆道支架行支架外或支架内的放射性 ^{125}I 粒子 / 粒子条的植入治疗。

（三）禁忌证

肝癌合并胆管癌栓放射性 ^{125}I 粒子植入的禁忌证包括：①预计生存期小于 3 个月，患者卡氏功能状态（Karnofsky performance status，KPS）评分＜60 分；②严重心、肺及肝肾功能不全；③严重凝血功能障碍；④肿瘤部位有活动性出血、坏死或溃疡；⑤大量腹水、恶病质。

（四）胆道支架联合放射性 ^{125}I 粒子植入治疗

文献报道恶性胆道梗阻患者，单纯胆道支架成形术的支架通畅时间为 4～6 个月。大部分原因为肿瘤经胆道内支架网眼侵入或支架两端肿瘤进展导致的"糖果纸"效应，也有部分原因为胆泥等导致支架再狭窄或堵塞。胆道支架联合放射性 ^{125}I 粒子 / 粒子条植入（图 7-2）可一定程度有效防治支架再狭窄及闭塞，同时对引起胆道梗阻的肝癌及胆管癌栓在有效的粒子照射范围内起到一定的治疗作用（图 7-3）。TACE 联合放射性 ^{125}I 粒子支架治疗肝癌合并胆管癌栓的患者，也能取得较好疗效。国内的一项回顾性研究显示：TACE 联合放射性 ^{125}I 粒子支架治疗肝癌合并胆管癌栓患者，其中位生存时间可达 11.0 个月，高于单纯 TACE 组的 9.0 个月。

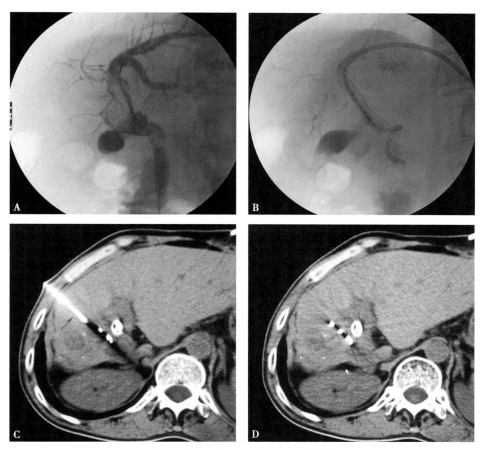

图 7-2 经皮胆道支架成形术联合放射性 ^{125}I 粒子植入术

A. 胆道造影示胆管癌栓侵入胆总管上段，左肝内胆管扩张（红色箭头）；B. 行胆道支架成形术＋支架内放射性 ^{125}I 粒子条植入术（红色箭头）；C. 行 CT 引导下行经皮穿刺放射性 ^{125}I 粒子植入术（蓝色箭头）；D. 植入放射性 ^{125}I 粒子分布于支架外肿瘤内（绿色箭头）。

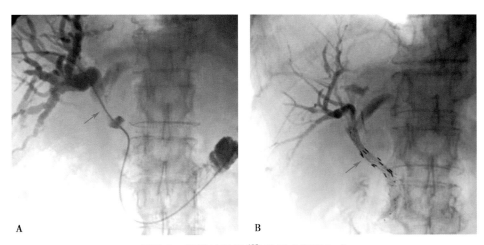

图 7-3 胆道放射性 ^{125}I 粒子支架置入术

A. 经皮胆道造影，胆总管中上段梗阻（红色箭头）；B. 行胆道放射性 ^{125}I 粒子支架置入术（红色箭头）。

第三节 肝癌合并胆管癌栓的血管介入治疗

20 世纪 70 年代末，日本学者首先使用 TACE 治疗肝癌。目前，TACE 已成为临床上治疗肝癌最常用、最基本的技术方法。TACE 治疗肝癌的基本原理与其血供特点密切相关。肝脏为双重供血器官，正常肝脏血供 70%～75% 来源于门静脉，25%～30% 来源于肝动脉，而肝癌血供的 95%～99% 来自肝动脉。胆道癌栓与肝内原发灶具有同源性，均由肝动脉供血，此为 TACE 和外科结扎肝动脉的解剖学基础。

肝癌合并胆管癌栓血管的特点：常为丰富血管网，具有虹吸作用；肿瘤血管缺乏平滑肌；肿瘤组织无 Kupffer 细胞，缺乏吞噬能力。这些特点有利于碘油等栓塞剂较长时间特殊聚集在肿瘤血管及病灶内，使其缺血缺氧坏死，而对正常组织影响较小，此为经肝动脉栓塞的肿瘤生物学基础。

多柔比星、丝裂霉素等化疗药物并非肝脏首过效应，且具有时间依从性、浓度依从性的特点。将碘油与化疗药物混合并乳化，类似药物载体作用，或将化疗药物与载药微球（drug-eluting bead，DEB）结合使用（即 DEB-TACE），有利于药物缓慢释放，有助于提高肿瘤组织局部血药浓度，增强化疗药物生物利用度，提高治疗效果，此为经肝动脉化疗的药代动力学基础。

一、适应证与禁忌证

（一）TACE 适应证与禁忌证

适应证包括：①不适宜外科手术治疗；②通过 TACE 或联合其他治疗，减小肿瘤负荷，实现新辅助治疗或转化治疗后切除，以减少术后复发；③外科手术切除不彻底或术后复发者。

禁忌证包括：①肝功能严重障碍，Child-Pugh C 级；②严重心、肺及肾功能不全；③严重凝血功能障碍；④大量腹水、恶病质。

临床上可见肝内型胆管癌栓患者 TACE 治疗后出现胆管梗阻，可能是由于附着于胆管壁上的癌栓经介入化疗栓塞后失去血供，脱落至胆总管内引起胆管梗阻；或肿瘤位于主要胆管旁，介入治疗后肿瘤坏死，坏死的肿瘤组织脱落并直接进入胆管内所致胆管梗阻。

（二）HAIC 适应证与禁忌证

适应证包括：① TACE 失败 / 抵抗；②＞7cm 的大肝癌合并胆管癌栓，或拟行新辅助治疗或转化治疗的患者；③缺乏血供的肝癌合并胆管癌栓；④胆管癌栓合并门静脉癌栓，或同时合并肝内动脉门静脉瘘；⑤肝功能 Child-Pugh 评分 7～8 分。

禁忌证包括：①肝功能为 Child-Pugh C 级；②严重心、肺及肾功能不全；③血常规三系（白细胞、红细胞、血小板）降低，骨髓明显抑制的患者；④对所用化疗药物过敏者。

二、基本原则

PTCD 及内支架置入术的主要目的是胆道引流，对肝癌和胆管癌栓并无治疗作用。所以还应采取措施针对肝癌及胆管癌栓本身进行积极治疗。

（一）TACE

TACE 是治疗不可切除肝癌合并胆管癌栓的常用方法。TACE 主要通过介入手段对肝癌和癌栓的供血血管释放栓塞剂，肿瘤和癌栓因血供减少甚至完全切断而发生缺血坏死，从而达到治疗目的。同时，TACE 对肝血流量、肝血容量、肝动脉灌注量、平均通过时间及门静脉灌注量等血流动力学因素存在影响，术后可能加剧肝脏和肾功能损伤。因此，合并梗阻性黄疸的胆管癌栓患者，一般先行胆道引流，待肝功能改善后再进行后续治疗。我们对一例肝癌合并胆管癌栓（B4 型）患者予以 TACE 治疗（图 7-4）。

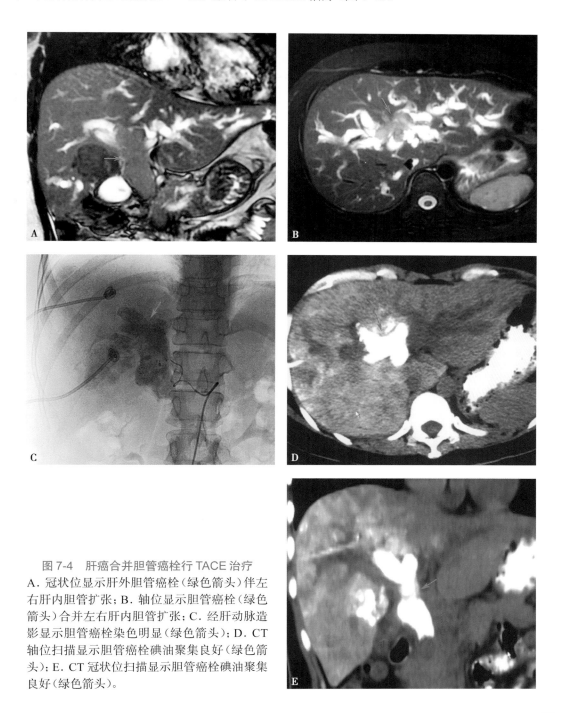

图 7-4　肝癌合并胆管癌栓行 TACE 治疗
A. 冠状位显示肝外胆管癌栓（绿色箭头）伴左右肝内胆管扩张；B. 轴位显示胆管癌栓（绿色箭头）合并左右肝内胆管扩张；C. 经肝动脉造影显示胆管癌栓染色明显（绿色箭头）；D. CT轴位扫描显示胆管癌栓碘油聚集良好（绿色箭头）；E. CT冠状位扫描显示胆管癌栓碘油聚集良好（绿色箭头）。

由于肝癌肿瘤血管多样性和复杂性,单一 TACE 栓塞并不彻底,坏死不完全。特别是胆管癌栓,有时很难通过肝动脉栓塞达到完全缓解。栓塞后,肿瘤微环境的缺氧状态可刺激残留肿瘤细胞分泌血管内皮生长因子(vascular endothelial growth factor,VEGF)等促血管生成因子,诱导肿瘤新生血管生成,是导致残存肿瘤生长和转移的主要影响因素。因此,采用单一 TACE 技术存在局限性。目前,TACE 联合索拉非尼、仑伐替尼等靶向药物,以及靶向药物联合免疫 PD1 治疗、阿替利珠单抗联合贝伐珠单抗(A+T)治疗、双免疫治疗等已成为中晚期肝癌治疗的研究热点。

(二)HAIC

TACE 在治疗不可切除中晚期肝癌中发挥重要作用,但也存在一定局限性。有别于 TACE 及肝动脉灌注(灌注时间短,常少于 20 分钟),HAIC 用于不可切除中晚期肝癌的临床研究显示出较好的临床效果。2013 年由我国主导完成的 EACH 研究首先证明了 FOLFOX 系统性化疗方案治疗肝癌的有效性和安全性。中山大学肿瘤防治中心等率先报道将 FOLFOX 方案用于 HAIC 治疗,总有效率高达 79.6%,明显优于索拉非尼。日本肝病学会肝细胞癌临床实践指南推荐 HAIC 为合并门静脉癌栓肝癌患者的标准治疗。国内多项研究显示,采用 FOLFOX 方案的 HAIC 在治疗局部晚期肝细胞癌方面具有优势,为患者带来生存获益,并提高其生活质量,且耐受性良好,不良反应较轻。对于 TACE 失败/抵抗的晚期肝癌,单独应用 HAIC 或联合靶向免疫系统治疗有望取得较佳效果。我们对一例肝癌合并胆管癌栓患者予以 HAIC 治疗,取得了非常好的疗效(图 7-5)。

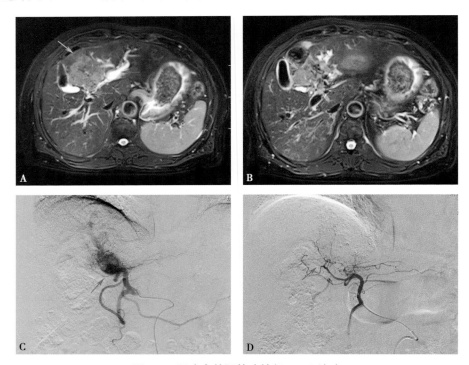

图 7-5　肝癌合并胆管癌栓行 HAIC 治疗

A. 肝癌(黄色箭头)合并胆管癌栓(绿色箭头)形成,肝内胆管扩张(红色箭头);B. 肝癌(黄色箭头)合并胆管癌栓(蓝色箭头);C. 经肝动脉造影显示肿瘤染色明显(红色箭头),行肝动脉门脉瘘栓塞术+FOLFOX-HAIC 治疗;D. 一个月后再次行肝动脉造影,肝动脉门脉瘘消失,肿瘤染色基本消失(红色箭头)。

三、血管介入治疗的疗效

文献报道不可切除肝癌合并胆管癌栓患者出现黄疸后其中位生存期仅为 1.0～3.0 个月。但行姑息性胆道引流后可明显改善患者生存质量，并延长中位生存期为 5.0～7.0 个月。韩国回顾性研究显示，不可切除肝癌合并胆管癌栓患者行 TACE 后的中位生存时间为 6.0 个月，优于保守治疗组的 1.6 个月。上海东方肝胆外科医院报道，肝癌合并胆管癌栓患者行 TACE 治疗后，中位生存时间为 11.0 个月，明显优于保守治疗组的 3.0 个月。TACE 与其他治疗方法如放射治疗、靶向免疫治疗等联用则可能取得更佳疗效。国内的一项研究显示，TACE 联合放射性 ^{125}I 粒子支架治疗肝癌合并胆管癌栓患者，其中位生存时间可达 11.0 个月，高于单纯 TACE 组的 9.0 个月。建议 TACE 联合其他治疗方法如 HAIC、靶向治疗、免疫治疗以进一步提高疗效。

综上所述，介入治疗在不可切除肝癌合并胆管癌栓患者的治疗中占据重要地位，特别是以 TACE 或 HAIC 为主的介入治疗、联合靶向免疫治疗等手段，有望取得较好疗效。

（黄兢姚）

参 考 文 献

[1] KIEV J，DYSLIN D C，VITENAS P J，et al. Obstructive jaundice caused by hepatoma fragments in the common hepatic duct [J]. J Clin Gastroenterol，1990，12（2）：207-213.

[2] 国家卫生健康委办公厅. 原发性肝癌诊疗指南（2022 年版）[J]. 中华外科杂志，2022，60（4）：273-309.

[3] 中国医师协会肝癌专业委员会. 肝细胞癌合并胆管癌栓多学科诊治中国专家共识（2020 版）[J]. 中华消化外科杂志，2021，20（2）：135-142.

[4] LU Z，SUN W，WEN F，et al. Clinical application of percutaneous drainage in treating hepatocellular carcinoma with bile duct tumor thrombus [J]. Contemp Oncol（Pozn），2013，17（2）：176-183.

[5] CHEN Z H，FENG J K，SUN J X，et al. Postoperative adjuvant transarterial chemoembolization improves outcomes of hepatocellular carcinoma associated with bile duct tumor thrombus：a propensity score matching analysis [J]. HPB（Oxford），2022，24（4）：547-557.

[6] WU J Y，HUANG L M，BAI Y N，et al. Imaging features of hepatocellular carcinoma with bile duct tumor thrombus：a multicenter study [J]. Front Oncol，2021，11：723455.

[7] FENG J K，SUN J X，LIU Z H，et al. Efficacy and safety of transarterial chemoembolization for the treatment of unresectable hepatocellular carcinoma associated with bile duct tumor thrombus：a real-world retrospective cohort study [J]. Cancer Manag Res，2021，13：3551-3560.

[8] HUANG Q，LIN K，WANG L，et al. Postoperative adjuvant transarterial chemoembolization improves short-term prognosis of hepatocellular carcinoma with bile duct tumor thrombus：a propensity-score matching study [J]. Cancer Manag Res，2020，12：9183-9195.

[9] CUI W，XU R，WANG Y，et al. Percutaneous endobiliary radiofrequency ablation and stents in management of hepatocellular carcinoma with bile duct tumor thrombus：Initial single-institution experience [J]. Asia Pac J Clin Oncol，2020，16（4）：259-265.

[10] AN J，LEE K S，KIM K M，et al. Clinical features and outcomes of patients with hepatocellular carcinoma complicated with bile duct invasion [J]. Clin Mol Hepatol，2017，23（2）：160-169.

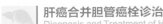

[11] EBARA C, YAMAZAKI S, MORIGUCHI M, et al. Complete remission by transarterial infusion with cisplatin for recurrent bile duct tumor thrombus of hepatocellular carcinoma: report of a case [J]. World J Surg Oncol, 2013, 11: 78.

[12] OKUDA M, MIYAYAMA S, YAMASHIRO M, et al. Sloughing of intraductal tumor thrombus of hepatocellular carcinoma after transcatheter arterial chemoembolization [J]. Cardiovasc Intervent Radiol, 2010, 33 (3): 619-623.

[13] ZHENG K, ZHU X, FU S, et al. Sorafenib plus hepatic arterial infusion chemotherapy versus sorafenib for hepatocellular carcinoma with major portal vein tumor thrombosis: a randomized trial [J]. Radiology, 2022, 303 (2): 455-464.

[14] LI B, QIU J, ZHENG Y, et al. Conversion to resectability using transarterial chemoembolization combined with hepatic arterial infusion chemotherapy for initially unresectable hepatocellular carcinoma [J]. Ann Surg, 2021, 2 (2): e57.

[15] HE M K, LE Y, LI Q J, et al. Hepatic artery infusion chemotherapy using mFOLFOX versus transarterial chemoembolization for massive unresectable hepatocellular carcinoma: a prospective non-randomized study [J]. Chin J Cancer, 2017, 36 (1): 83.

第八章

<<<<<<<

肝癌合并胆管癌栓的转化治疗

对于不可切除晚期肝癌合并胆管癌栓患者，转化治疗显得尤为重要。现有的转化治疗手段包括局部治疗和系统治疗。局部治疗包括 TACE、HAIC、放疗、射频消融等，系统治疗包括靶向治疗、免疫治疗、化疗等。

我国《原发性肝癌诊疗指南（2024 年版）》推荐的一线治疗方案包括阿替利珠单抗联合贝伐珠单抗、信迪利单抗联合贝伐珠单抗类似物、甲磺酸阿帕替尼联合卡瑞利珠单抗、仑伐替尼、索拉非尼、多纳非尼、替雷利珠单抗、FOLFOX4 方案。另外，度伐利尤单抗 + 替西木单抗被美国食品药品监督管理局（Food and Drug Administration，FDA）、欧盟和日本批准用于治疗不可切除的肝癌患者优选方案。

二线治疗方案包括瑞戈非尼、阿帕替尼、雷莫西尤单抗（既往接受过索拉非尼治疗且 AFP≥400ng/ml 的肝癌患者）、帕博利珠单抗、卡瑞利珠单抗、替雷利珠单抗。另外，美国 FDA 批准纳武利尤单抗联合伊匹木单抗用于既往索拉非尼治疗后进展或无法耐受索拉非尼的肝癌患者，卡博替尼用于一线系统抗肿瘤治疗后进展的肝癌患者。

目前关于肝癌合并胆管癌栓转化治疗相关文献相对较少。

第一节　经导管肝动脉化疗栓塞

TACE 在肝癌合并胆管癌栓新辅助治疗中发挥重要作用，详见第七章第三节。Sakata 等报道了一例 78 岁女性肝癌合并 B4 型胆管癌栓患者，肿瘤主要位于 S1 段，直径约 3cm，癌栓延伸至肝总管。同时合并梗阻性黄疸，内镜下行胆道引流后，予以 TACE 治疗。之后行"左半肝切除、尾状叶切除、肝外胆管切除、胆囊切除术和术中胆道镜"。肝切除术后 64 个月无瘤生存。

第二节　经导管肝动脉灌注化疗

据我们所知，目前关于 HAIC 治疗肝癌合并胆管癌栓的文献仅有一篇。该研究报道了一例 54 岁男性患者，肝 S6 段发现有一直径约 6.5cm 肝癌，并伴有巨大的肝外胆管癌栓。该患者右肝后叶胆管开口于左肝管，胆管癌栓经左肝胆管延伸至胆总管。如果行右肝后叶和左半肝切除，残余肝体积小于 30%。因此该患者接受了"扩大右肝后叶切除和胆总管切开术"，通过胆总管切开取出了所有胆管癌栓。3 个月后，该患者血清胆红素（6.63mg/dl）和去 γ 羧基凝血酶原（410ng/ml）再次升高，考虑胆管癌栓复发。CT 检查发现左肝胆管癌栓，但肝内没有复发，予以经肝动脉顺铂灌注化疗 4 次，胆管癌栓消失，肿瘤标志物降到正常。术后 5 年没有复发。

第三节 系 统 治 疗

系统治疗在不可切除晚期肝癌合并胆管癌栓治疗中发挥重要作用。据我们所知，目前系统治疗文献也仅有一篇。Tanaka 首次探讨了索拉非尼治疗不可切除晚期肝癌合并胆管癌栓患者的疗效和安全性。总共纳入 175 例晚期肝癌患者，无胆管癌栓患者 165 例和有胆管癌栓患者 10 例，均使用索拉非尼。结果显示，无胆管癌栓组和有胆管癌栓组的客观缓解率（objective response rate，ORR）和疾病控制率（disease control rate，DCR）无显著差异（ORR 分别为 13.9% 和 20.0%，$P=0.637$；DCR 分别为 47.2% 和 70.0%，$P=0.202$）。无胆管癌栓组和有胆管癌栓组的中位总生存期（median overall survival，mOS）和中位疾病进展时间（median time-to-progression，mTTP）没有显著差异（mOS 分别为 14.8 个月和 14.1 个月，$P=0.780$；mTTP 分别为 3.4 个月和 5.7 个月，$P=0.277$）。尽管胆管癌栓组 10 名患者中有 5 名（50%）出现胆管并发症，如梗阻性黄疸和胆道出血，但这 5 名患者通过胆道内镜干预，能够安全地继续索拉非尼治疗。该研究结果表明，索拉非尼可能对不可切除晚期肝癌合并胆管癌栓患者具有潜在的治疗效果。但该研究病例数太少，需要进一步的研究来证实索拉非尼在不可切除晚期肝癌合并胆管癌栓患者中的疗效。

第四节 经导管肝动脉化疗栓塞联合靶向免疫治疗

TACE 联合仑伐替尼和 PD1（三联方案）治疗肝癌合并胆管癌栓尚无相关文献报道。笔者单位使用三联方案治疗了 2 例肝癌合并胆管癌栓患者，均取得良好效果。选择其中 1 例汇报如下：

61 岁男性患者，体检发现肝占位 10 余天。既往乙型肝炎病史 20 余年。肝功能为 Child-Pugh A 级，AFP 和异常凝血酶原明显升高。MRI 提示右肝后叶肝癌，直径约 7cm，胆管癌栓经右肝后叶胆管延伸至右肝胆管，导致右前胆管扩张（图 8-1～图 8-3）。予以 TACE 治疗 1 次（图 8-4），仑伐替尼和替雷利珠单抗治疗 2 个月后，复查肝脏 MRI 提示胆管癌栓已消失，肝癌病灶达到影像学主要病理缓解（major pathological response，MPR）（图 8-5～图 8-7）。停用仑伐替尼 2 周后，行"右半肝切除术"，术中顺利，术中出血约 200ml。术后标本可见肿瘤大部分坏死（图 8-8）。术后病理为低分化肝癌，大部分肿瘤坏死，肿瘤残留 <10%（图 8-9）。从该病例治疗结局来看，三联方案治疗肝癌合并胆管癌栓近期疗效良好，其远期疗效需要大宗病例进一步证实。

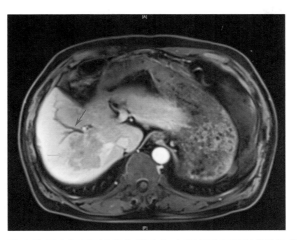

图 8-1　肿瘤位于右肝后叶（黄色箭头），右肝前叶胆管扩张（红色箭头）

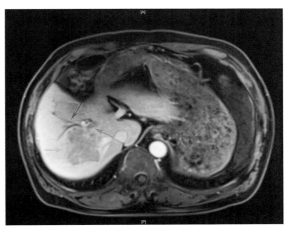

图 8-2　肿瘤位于右肝后叶（黄色箭头），右肝前叶胆管扩张（红色箭头），右肝胆管内癌栓（绿色箭头）

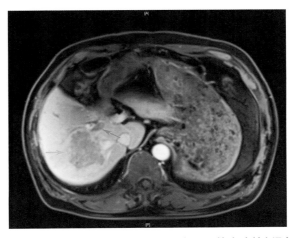

图 8-3　肿瘤位于右肝后叶（黄色箭头），右肝胆管内癌栓（绿色箭头）

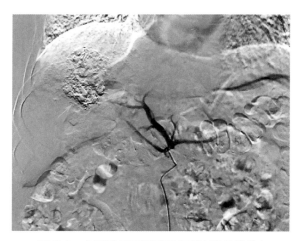

图 8-4 右肝肿瘤可见碘油沉积（黄色箭头）

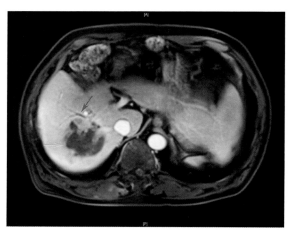

图 8-5 右肝肿瘤大部分坏死（黄色箭头），右肝前叶胆管轻度扩张（红色箭头）

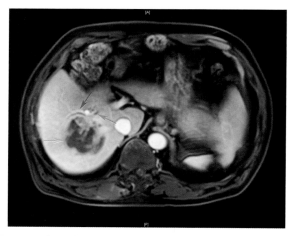

图 8-6 右肝肿瘤大部分坏死（黄色箭头），右肝前叶胆管轻度扩张（红色箭头），右肝胆管内癌栓消失（绿色箭头）

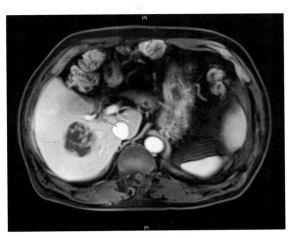

图 8-7　右肝肿瘤大部分坏死(黄色箭头),右肝胆管内癌栓消失(绿色箭头)

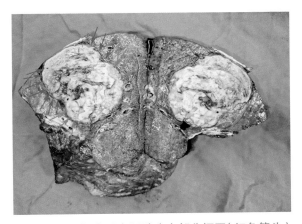

图 8-8　术后标本见右肝肿瘤大部分坏死(红色箭头),部分存活(绿色箭头)

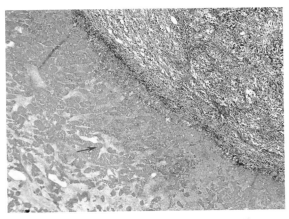

图 8-9　术后病理见肿瘤存活(绿色箭头)与坏死(蓝色箭头)交界处(HE 染色,×50)

（严茂林　魏少明　李倚南　曾振鑫）

参 考 文 献

[1]　中华人民共和国国家卫生健康委员会医政司. 原发性肝癌诊疗指南（2024 年版）[J]. 中华消化外科杂志，2024，23（4）：429-478.

[2]　SAKATA J，KOBAYASHI T，TAKIZAWA K，et al. Surgical resection after transarterial chemoembolization for hepatocellular carcinoma with bile duct tumor thrombus-report of a long-term survivor [J]. Gan To Kagaku Ryoho, 2019，46（2）：297-299.

[3]　EBARA C，YAMAZAKI S，MORIGUCHI M，et al. Complete remission by transarterial infusion with cisplatin for recurrent bile duct tumor thrombus of hepatocellular carcinoma: report of a case [J]. World J Surg Oncol，2013，11：78.

[4]　TANAKA T，KUZUYA T，ISHIGAMI M，et al. Efficacy and safety of sorafenib in unresectable hepatocellular carcinoma with bile duct invasion [J]. Oncology，2020，98（9）：621-629.

第九章

<<<<<<

肝癌合并胆管癌栓的术后辅助治疗

肝癌合并胆管癌栓术后 5 年复发率高达 70% 以上,是影响肝癌合并胆管癌栓患者术后长期生存最主要的原因。胆管癌栓作为脉管癌栓的一种,是肝癌早期复发的危险因素之一,术后应根据情况酌情接受辅助治疗以降低复发率。据文献报道,辅助性治疗可能会降低肝癌合并胆管癌栓术后复发率,包括辅助性 TACE 和系统治疗等。

第一节 术后辅助性经导管肝动脉化疗栓塞

TACE 是中晚期肝癌最常用和有效的局部治疗手段之一,也被用于合并有高危复发因素肝癌的术后辅助治疗,比如合并门静脉癌栓、肝静脉癌栓、微血管癌栓、多发肿瘤或肿瘤直径大于 5cm 等。近年来,文献报道术后辅助性 TACE 也可以降低肝癌合并胆管癌栓的术后复发率并延长患者生存时间。

Chen 等回顾性报道了 308 例接受手术切除的肝癌合并胆管癌栓患者,其中 134 例接受了术后辅助性 TACE,结果显示辅助性 TACE 组和对照组的 5 年总生存率分别为 43.5% 和 31.2%,无瘤生存率分别为 23.2% 和 19.2%,差异均有统计学意义($P = 0.026$ 与 $P = 0.039$);PSM 后的结果与匹配前类似,辅助性 TACE 组的 5 年总生存率(43.7% 与 31.4%,$P = 0.010$)及无瘤生存率(22.4% 与 17.2%,$P = 0.013$)均显著优于对照组。

Huang 等回顾性研究了术后辅助性 TACE 对预防肝癌合并胆管癌栓患者早期复发的作用。该研究共纳入了 109 例接受手术切除的肝癌合并胆管癌栓患者,其中 61 例接受了术后辅助性 TACE。结果显示,辅助性 TACE 可以降低 1 年复发率(37.5% 与 81.4%,$P = 0.034$),并提高 18 个月的总生存率(64.4% 与 33.8%,$P = 0.034$)。

虽然辅助性 TACE 在预防肝癌合并胆管癌栓术后复发中缺乏前瞻性研究,但是在前瞻性研究或大规模真实世界研究结果出来之前,还是建议肝癌合并胆管癌栓患者术后 4~8 周行 1~2 次辅助性 TACE 以降低复发率并延长总体生存时间。在行术后辅助性 TACE 前须密切关注患者肝功能情况,特别是肝外胆管癌栓合并梗阻性黄疸患者,建议待患者术后胆红素降至正常后再行辅助性 TACE 治疗。

其他辅助治疗

一、抗病毒治疗

肝炎及肝硬化背景是肝癌晚期复发的危险因素之一,抗病毒治疗应贯穿肝癌治疗的全过程。一项纳入 15 项研究共计 8 060 例肝癌患者的荟萃分析结果显示,乙型肝炎病毒(hepatitis B virus,HBV)相关肝癌患者接受根治性治疗后予以抗病毒治疗可以减少肝癌复发,抗病毒治疗的 1 年复发和 3 年复发的相对危险度分别为 0.41 和 0.63,5 年总生存期和无瘤生存期均显著增高。另一项荟萃分析包括 9 009 例肝癌患者,其中 2 546 例给予抗病毒治疗,结果显示抗病毒治疗可显著延长总体生存时间($HR = 0.58$)和无瘤生存期($HR = 0.68$),特别是对于基线高病毒载量的患者,抗病毒治疗效果更为显著。

因此,HBV 或丙型肝炎病毒(hepatitis C virus,HCV)相关肝癌合并胆管癌栓患者,术后须继续进行抗 HBV 或 HCV 治疗。

二、系统治疗

虽然索拉非尼预防肝癌术后复发的 STORM 试验未达到预设终点,但是后续的研究陆续发现分子靶向药物对合并有高危复发因素的肝癌术后患者有效,如合并门静脉癌栓、微血管癌栓等。然而,目前尚无关于胆管癌栓患者术后应用分子靶向药物疗效的报道。因此,分子靶向药物在预防肝癌合并胆管癌栓术后复发中的应用须谨慎,并建议设计相应临床研究进行客观验证。

与小分子靶向药物相比,PD1/PDL1 作为肝切除术后的辅助治疗具有明显的优势,不仅可以通过消除残留肿瘤细胞来降低术后复发的风险,还可以刺激机体免疫系统来减少新发肝癌的发生。

一项旨在评估阿替利珠单抗联合贝伐珠单抗用于合并高危复发因素早期肝癌术后辅助治疗的国际多中心 III 期临床研究(IMbrave050),在预设的中期分析中达到主要研究终点——与主动监测相比,阿替利珠单抗联合贝伐珠单抗治疗组的无复发生存时间的改善具有统计学意义。

程树群及刘艳芳教授评估了信迪利单抗辅助治疗肝切除术后肝癌合并微血管侵犯患者的疗效和安全性。将肝癌合并微血管侵犯患者按 1∶1 的比例随机分为信迪利单抗组($n = 99$)或主动监测组($n = 99$)。信迪利单抗组每 3 周静脉注射 1 次,共 8 个周期。结果显示,与主动监测相比,信迪利单抗辅助治疗显著改善了患者无复发生存时间(15.5 个月与 27.7 个月,$P = 0.002$)。此外,其他术后辅助免疫治疗方案包括特瑞普利单抗、度伐利尤单抗联合贝伐珠单抗和帕博利珠单抗等的研究也正在进行。

因此,随着靶向免疫治疗在肝癌治疗领域的不断拓展以及新的循证医学证据的不断增加,肝癌合并胆管癌栓的术后辅助治疗方式及预后可能会迎来颠覆性的改变。

三、新辅助治疗

新辅助治疗在肝癌特定亚组人群中取得了显著的疗效,比如肝癌合并门静脉癌栓及肝静脉癌栓患者。在肝癌合并胆管癌栓患者中,有文献报道术前 TACE 也可以降低肝癌合并胆管癌栓术后复发率。该回顾性研究共纳入 30 例患者,其中术前 TACE 联合手术组 20 例,结果显示术前 TACE 治疗组的中位生存时间显著优于单纯手术组(28.5 个月与 21.5 个月,$P<0.01$)。但是,对于胆管癌栓侵犯肝外胆管且合并有胆红素升高的患者,新辅助治疗一定要慎重,须先行胆道引流并仔细评估肝功能后再实施。新辅助治疗是降低肝癌术后复发率的研究方向之一,但肝癌合并胆管癌栓的新辅助治疗仍需持续开展更高级别循证医学证据的临床研究,以进一步探索和证实其有效性。

(孙居仙　程树群)

参 考 文 献

[1] KIM D S, KIM B W, HATANO E, et al. Surgical outcomes of hepatocellular carcinoma with bile duct tumor thrombus: a Korea-Japan multicenter study [J]. Ann Surg, 2020, 271(5): 913-921.

[2] WU J Y, SUN J X, WU J Y, et al. Impact of bile duct tumor thrombus on the long-term surgical outcomes of hepatocellular carcinoma patients: a propensity score matching analysis [J]. Ann Surg Oncol, 2022, 29(2): 949-958.

[3] WU J Y, SUN J X, BAI Y N, et al. Long-term outcomes of anatomic versus nonanatomic resection in hepatocellular carcinoma patients with bile duct tumor thrombus: a propensity score matching analysis [J]. Ann Surg Oncol, 2021, 28(12): 7686-7695.

[4] XIANG Y J, SUN J X, WU J Y, et al. Recurrence hazard rate in patients with hepatocellular carcinoma and bile duct tumor thrombus: a multicenter observational study [J]. HPB(Oxford), 2022, 24(10): 1703-1710.

[5] PENG B G, HE Q, LI J P, et al. Adjuvant transcatheter arterial chemoembolization improves efficacy of hepatectomy for patients with hepatocellular carcinoma and portal vein tumor thrombus [J]. Am J Surg, 2009, 198(3): 313-318.

[6] ZHANG X P, LIU Y C, CHEN Z H, et al. Postoperative adjuvant transarterial chemoembolization improves outcomes of hepatocellular carcinoma associated with hepatic vein invasion: a propensity score matching analysis [J]. Ann Surg Oncol, 2019, 26(5): 1465-1473.

[7] SUN J J, WANG K, ZHANG C Z, et al. Postoperative adjuvant transcatheter arterial chemoembolization after R0 hepatectomy improves outcomes of patients who have hepatocellular carcinoma with microvascular invasion [J]. Ann Surg Oncol, 2016, 23(4): 1344-1351.

[8] WEI W, JIAN P E, LI S H, et al. Adjuvant transcatheter arterial chemoembolization after curative resection for hepatocellular carcinoma patients with solitary tumor and microvascular invasion: a randomized clinical trial of efficacy and safety [J]. Cancer Commun(Lond), 2018, 38(1): 61.

[9] WANG Z, REN Z, CHEN Y, et al. Adjuvant transarterial chemoembolization for HBV-Related hepatocellular carcinoma after resection: a randomized controlled study [J]. Clin Cancer Res, 2018, 24(9): 2074-2081.

[10] 中国医师协会介入医师分会临床诊疗指南专委会. 中国肝细胞癌经动脉化疗栓塞(TACE)治疗临床实践指南(2021 年版)[J]. 中华医学杂志, 2021, 101(24): 1848-1862.

[11] CHEN Z H, FENG J K, SUN J X, et al. Postoperative adjuvant transarterial chemoembolization improves outcomes of hepatocellular carcinoma associated with bile duct tumor thrombus: a propensity score matching analysis [J]. HPB(Oxford), 2022, 24(4): 547-557.

[12] HUANG Q，LIN K，WANG L，et al. Postoperative adjuvant transarterial chemoembolization improves short-term prognosis of hepatocellular carcinoma with bile duct tumor thrombus：a propensity-score matching study [J]. Cancer Manag Res，2020，12: 9183-9195.

[13] 中华医学会肝病学分会肝癌学组. HBV/HCV 相关肝细胞癌抗病毒治疗专家共识（2021 年更新）[J]. 临床肝胆病杂志，2021，37（10）：2292-2302.

[14] YUAN P，CHEN P，QIAN Y. Evaluation of antiviral therapy performed after curative therapy in patients with HBV-related hepatocellular carcinoma：an updated Meta-analysis [J]. Can J Gastroenterol Hepatol，2016，2016: 5234969.

[15] CHEN X X，CHENG J W，HUANG A，et al. The effect of antiviral therapy on patients with hepatitis B virus-related hepatocellular carcinoma after curative resection：a systematic review and meta-analysis [J]. Onco Targets Ther，2017，10: 5363-5375.

[16] SUN H C，ZHU X D，ZHOU J，et al. Adjuvant apatinib treatment after resection of hepatocellular carcinoma with portal vein tumor thrombosis：a phase II trial [J]. Ann Transl Med，2020，8（20）：1301.

[17] BAI S，HU L，LIU J，et al. Prognostic nomograms combined adjuvant lenvatinib for hepatitis B virus-related hepatocellular carcinoma with microvascular invasion after radical resection [J]. Front Oncol，2022，12: 919824.

[18] ZHANG X P，CHAI Z T，GAO Y Z，et al. Postoperative adjuvant sorafenib improves survival outcomes in hepatocellular carcinoma patients with microvascular invasion after R0 liver resection：a propensity score matching analysis [J]. HPB（Oxford），2019，21（12）：1687-1696.

[19] QIN S，CHEN M，CHENG A L，et al. Atezolizumab plus bevacizumab versus active surveillance in patients with resected or ablated high-risk hepatocellular carcinoma（IMbrave050）：A randomised，open-label，multicentre，phase 3 trial [J]. Lancet，2023，402（10415）：1835-1847.

[20] WANG K，XIANG Y J，YU H M，et al. Adjuvant sintilimab in resected high-risk hepatocellular carcinoma：a randomized，controlled，phase 2 trial [J]. Nat Med，2024，30（3）：708-715.

[21] WEI X，JIANG Y，ZHANG X，et al. Neoadjuvant three-dimensional conformal radiotherapy for resectable hepatocellular carcinoma with portal vein tumor thrombus：a randomized，open-label，multicenter controlled study [J]. J Clin Oncol，2019，37（24）：2141-2151.

[22] KASAI Y，HATANO E，SEO S，et al. Proposal of selection criteria for operative resection of hepatocellular carcinoma with inferior vena cava tumor thrombus incorporating hepatic arterial infusion chemotherapy [J]. Surgery，2017，162（4）：742-751.

[23] WEI X，JIANG Y，FENG S，et al. Neoadjuvant Intensity modulated radiotherapy for a single and small（≤5cm）hepatitis B virus-related hepatocellular carcinoma predicted to have high risks of microvascular invasion：a randomized clinical trial [J]. Int J Surg，2023，109（10）：3052-3060.

[24] SHEN Y，LI P，CUI K，et al. Neoadjuvant transcatheter arterial chemoembolization for biliary tumor thrombus：a retrospective study [J]. Int J Technol Assess Health Care，2016，32（4）：212-217.

第十章

<<<<<<

肝癌合并胆管癌栓的诊断与治疗展望

虽然肝癌合并胆管癌栓的临床研究取得了一系列成果,但大多数为回顾性研究,循证医学证据较低,迫切需要开展前瞻性或者真实世界临床研究。本章节就肝癌合并胆管癌栓诊治的研究方向进行初步展望。

第一节 诊 断 展 望

肝癌合并胆管癌栓患者要获得正确的术前诊断,要经历两关。第一关为影像科医生。我们都知道肝癌合并胆管癌栓的诊断主要依靠影像学,肝脏占位性病变及癌栓梗阻平面以上胆管扩张是其主要影像学特征。临床工作中,很多影像科医生满足于肝癌的诊断,而忽视肝内胆管扩张这一重要特征,从而导致漏诊。由于影像科医生的漏诊,可能导致绝大多数内科医生和外科医生的漏诊,从而使部分肝癌合并胆管癌栓患者误诊、误治。特别是肝外型胆管癌栓合并梗阻性黄疸患者,常常被误诊为晚期肝癌,从而错失了治疗机会。所以影像科医生的诊断水平至关重要,如果影像科医生能及时诊断,就能明显降低肝癌合并胆管癌栓患者漏诊率,让这部分患者得到及时正确的治疗,从而提高远期疗效。第二关为临床医生。能及时发现影像科医生漏诊的临床医生并不多,往往是有丰富经验的肝脏外科医生才可以弥补部分漏诊。这部分患者无疑是幸运的,但也有一部分患者直到术后病理才被诊断,特别是合并肝内型胆管癌栓患者。

综上所述,加强影像科和临床医生对肝癌合并胆管癌栓影像学特征的学习,有助于提高肝癌合并胆管癌栓的诊断水平,减少漏诊、漏治。这也是我们编写此书最大的初衷之一。

第二节 治 疗 展 望

中国医师协会肝癌专业委员会初步制定了肝癌合并胆管癌栓的临床治疗路径图(图10-1)。首先评估肝癌合并胆管癌栓患者的肝功能状态,可根据肿瘤是否可切除及有无远处转移等选择相应的综合治疗。原发病灶可切除的胆管癌栓患者首选手术治疗,术后辅以 TACE 治疗。程树群教授分型 I 型胆管癌栓建议行解剖性肝切除和胆总管探查术;II 型胆管癌栓建议行半肝切除、胆总管切开取栓或肝外胆管切除术。原发病灶不能切除的胆管癌栓建议充分胆道引流后,行 TACE、放疗、系统治疗、化疗等。如不能有效胆道引流,仅行对症支持及中医中药治疗。

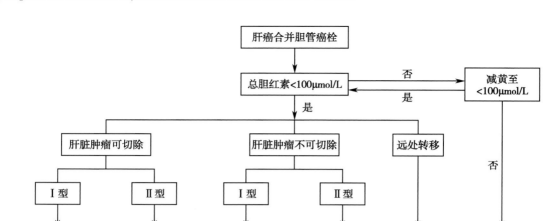

TACE. 经导管肝动脉化疗栓塞。

图 10-1　肝癌合并胆管癌栓治疗路径图

手术治疗是肝癌合并胆管癌栓的首选治疗方式。由于合并胆管癌栓，所以要求解剖性肝切除，这个理念逐渐趋于一致。肝外胆管是否切除的主要争议在于无肉眼胆管侵犯的患者。对于有侵犯肝外胆管的患者，必须予以切除，这一点是毋庸置疑的。要解决肝外胆管是否切除这个问题，需要开展多中心前瞻性临床研究予以证实，开展此类研究无疑是困难的，但也是非常有意义的。

系统治疗是治疗不可切除肝癌合并胆管癌栓的重要手段。随着靶向药物和免疫药物的出现，中晚期肝癌的治疗格局发生了重要改变。目前仅有索拉非尼治疗肝癌合并胆管癌栓的报道。国内外指南推荐中晚期肝癌的一线联合治疗方案，客观缓解率约为 20%～30%，中位生存时间 20 个月左右。所以系统治疗在肝癌合并胆管癌栓治疗中具有广阔的应用前景，但需要大宗病例研究予以证实。

TACE/HAIC 也是治疗肝癌合并胆管癌栓的重要手段。肝癌合并胆管癌栓的治疗既要重视原发灶的治疗，也不能忽视胆管癌栓的治疗。和肝癌一样，胆管癌栓主要是以肝动脉血供为主，所以要重视 TACE/HAIC 治疗的作用。也有一些文献报道，单用 TACE/HAIC 治疗肝癌合并胆管癌栓的患者出现癌栓退缩甚至消失，虽然总体比例相对较小。

局部治疗联合系统治疗可能是肝癌合并胆管癌栓的未来探索方向，尤其是合并门静脉或肝静脉侵犯的病例。我们对 2 例肝癌合并肝外型胆管癌栓的患者进行了 TACE、仑伐替尼和 PD1 治疗，结果显示 2 例患者肝外胆管癌栓完全消退。所以应该积极探索 TACE 联合靶向免疫治疗在肝癌合并胆管癌栓的作用。

对于一些不适合 TACE/HAIC 或系统治疗的肝癌合并胆管癌栓患者，要积极探索内支架置入、粒子植入及外放射治疗等手段的应用，以延长患者生存时间、提高患者生存质量。

总之，肝癌合并胆管癌栓的诊治任重道远，需要我辈努力探索，以提高肝癌合并胆管癌栓的远期疗效。

（严茂林　程树群）